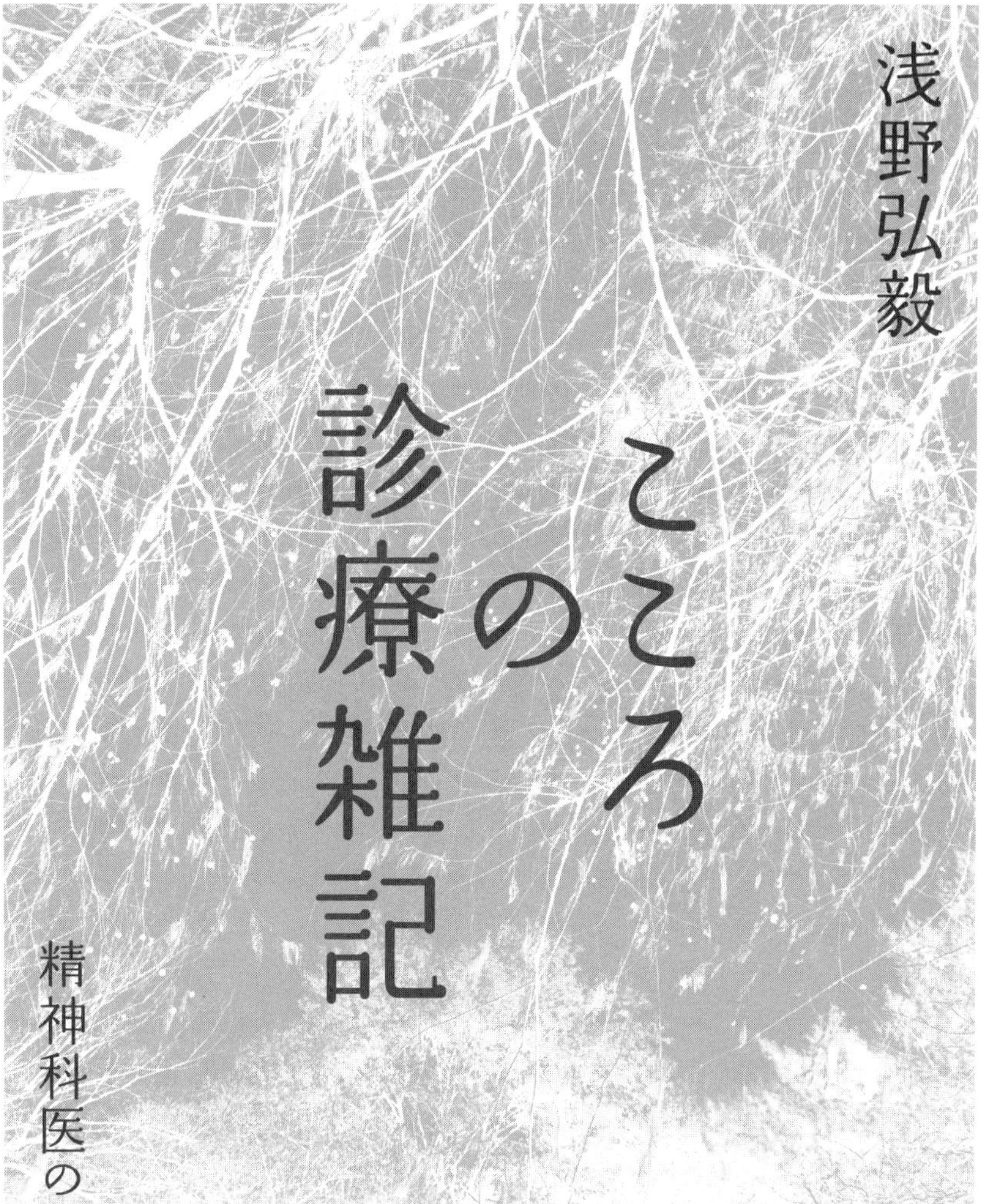

浅野弘毅

こころの診療雑記

精神科医の聴心記

批評社

こころの診療雑記

——精神科医の聴心記

目次

第一章 人生の危機とセラピー

第二章　働き盛りとこころの健康

第三章 こころのクリニック

第四章 うつ病

第五章　脳の老化とこころの老化

第六章 認知症

第七章 精神障害と社会

第八章　東北の精神科医

第九章
こころの異彩

第一章
人生の危機とセラピー

一、精神の異常と病気

精神の異常と病気とはその意味を異にします。精神の異常が即病気というわけではありません。こうした言い方は一見奇異に映るかも知れませんが、精神の異常という概念は、一般に病気よりもずっと広いと考えられています。たとえば、健康なこころのなかに異常なこころの動きが潜んでいることはありえますし、また異常なこころの働きに支えられてはじめて人間は健康を保っていると言い換えることもできます。

古今の芸術家を列挙するまでもなく、一芸に秀でた人びとが、日常生活においては、実に奇妙な振る舞いをしていることはよく耳にするところです。このような人びとにあっては、精神の異常が病気へと移行する事態、すなわち発病が創作活動によってかろうじて食い止められている可能性も考えられます。

他方、精神の病気とは、本人みずからがその異常性に深く悩むか、あるいは異常性の程度がはなはだしくて、基本的な日常生活を送ることができなくなった状態をさします。病気という概念は原理的には価値判断を含まないはずなのですが、長い歴史の中で形成されてきたある種の偏見のために、精神の病気はしばしば軽蔑の対象とされてきました。

何を病気とし、誰が治療者となるかは、その時代時代の広い意味での文化によって規定されます。中世においては、一般に人間は神との距離によって測られていましたので、現在われわれが考えるような意味での正常と異常の対概念は存在しませんでした。したがって「阿呆」や「気違い」が神意を告知する者として崇められ、人びとに受容されるということもありえたのです。

十七・八世紀には、精神の病気の治療には医師ではなく、哲学者があたるべきであるという主張も存在しました。

ヨーロッパにおいて、精神医学が独立した学問領域として内科から分かれたのは十九世紀に入ってからであり、精神病についての体系的な記載と分類ができあがったのは十九世紀末から二十世紀初頭にかけてのことです。それ以降、精神医学は大学や大精神病院を中心にして発展し、病者の症状を客観的に記述することが重要視されたのです。そこにおける観察者のまなざしは当然にも、病者とは距離のある冷たいものでした。

一方、精神の治療者という職業は、時代によって巫女や神官、哲学者、医師と姿を変えながらも、古くから存在しました。

そのような治療者の基本的な態度は、病める者への同情と共感であり、知的好奇心を源とし、自然科学的・客観的な研究を基本とする医学研究者のそれとは大いに異なっていたのです。

ところが、現代の精神科医は、発生を異にする治療者という側面と医学研究者という側面を二つながらに担わされており、そのためにたえず葛藤に巻き込まれざるをえないのです。

これに対して、フロイトやサリバンのように、市井にあって、しかも自分自身が社会から疎外された体験を有する精神科医たちが、精神の働きを力動的にとらえることに成功し、よりよく病者のこころの深奥に入り込めたという事実は、多くの示唆を与えてくれているのです。

（文理予備校広報紙『文理タイムズ』一九七九年）

二、乳幼児の精神保健

乳幼児の精神発達は、第一に脳の成熟によって支配されています。この成熟は一定のプログラムに基づいて進行しますので、子どもの養育、しつけにあたってはそのことを理解しておく必要があります。

第二に精神発達は対人関係的交流によって左右されます。とりわけ時宜をえた養育者の働きかけが重要になってきます。乳幼児期の母子関係の意義が強調される由縁はここにあります。

新生児には「抱きつき」行動、「吸いつき」行動、顔面の「ほほえみ」行動という原始行動が生来備わっています。これらは対人関係における基本的行動の萌芽と考えられます。生まれてくると直ちに、乳児は本能的に抱きつくので母親はこれを抱き、吸いつくから乳を吸わせ、笑いかけてくるからあやして、母子一体となった育児行動が自然に生まれます。

はじめ乳児は母親に絶対的に依存しています。胎内では胎盤を通して酸素と栄養を得ていましたが、誕生後は乳腺を通して栄養とともに、温かさ、柔らかさ、情緒的やさしさ、その他を手に入れ、少しずつ母親像を作りあげていきます。一歳前後までの乳児期に母親との「基本的信頼」が確立されたか否かが、精神発達にとって重大な意味を有していると言われています。よい母親体験とは「信頼」が「不信」を上回ることをいい、この関係が逆になると青年期に至ってつまずいてしまい、精神障害の発病につながるとE・H・エリクソンは述べています。

子どもは成長するにつれ、母親と一体の状態から次第に独立した行動ができるようになっていき、「自律性」を身につけていきます。母親と自分との違いも意識するようになります。一歳から三歳前後までの幼児期においては、この「自律性」の獲得が課題となります。言葉と歩行の開始が「自律性」を形成するのに大きな働きをしています。

乳児期の母子関係が不安定で「基本的信頼」の確立に失敗すると、幼児期になって「分離不安」に脅かされ、母親からの独立が困難になります。また幼児期における「自律性」の体験が欠如すると、常に親から支配されているという感覚につながります。こうした「自律性」の病理は、後年、強迫神経症やうつ病の発症に関係してくるとも言われています。

ところで、母親と子どもの相互作用は出生により突然始まるものではなく、少なくとも妊娠中期以降から徐々に開始されていることが最近の研究で明らかになってきました。妊娠中の母子関係もないがしろには出来ません。

さらに、こうした母子関係を安定したものにするには、養育にあたる母親を精神的に支える父親の役割も見逃せません。とりわけ子どもの社会性を促進するには、父親の存在が欠かせないと言われています。社会性の涵養には親のかかわりだけでなく、子ども同士の「遊び」が深く関与しているという研究もあります。

いずれにしても、今日、青年期に至り挫折する子どもたちが増加しているのをみるにつけ、乳幼児の精神保健の重要性を痛感させられます。(『仙台市デイケアセンターニュース』十号、一九八六年)

三、早すぎる老成・永遠の少年

老年期が発見されたのはごく最近のことです。つまり老人の数の増大によって、老人は、選り抜かれた一握りの長老という意味から、大量の年長者の群を現すものへと変化し、老年期の再定義が必要になったのです。その前には成人期の概念の変化がありました。それまでは単にあらゆる発達の完成した到達点と見なされていたのが、成人期もまた他の段階と同様に、種々の葛藤に満ちたひとつの独自の発達段階と見なされるに至ったのです(E・H・エリクソン『ライフサイクル、その完結』みすず書房、一九八九年)。

同じような意味で、近代以前には、子どもは存在していなかったとアリエスは言っています(『〈子供〉の誕生』みすず書房、一九八〇年)。子どもは「小さな大人」と見なされ、今日のように大人への準備の時期として特別の扱いを受けることはなく、いきなり「若い大人」になったのです。仕事も、遊びも、戦いもすべて大人の小型版でした。ところが、学校制度の確立とともに、学校にいるあいだは子どもとみなされる人工的な子ども時代がつくられたのです。

わが国においては、大正から昭和にかけて次第に子どもの固有性が主張されるようになりました。そして、子どもは善良で、純粋であるという理想化が極端に行われました。一面的な子どもイメージが大人によって恣意的に作られ、その傾向は戦後ますます強まりました。そうした固定観念で子どもを捉えようとするために、子どもが見えないという現代の現象が起きてきているのではないでしょうか。子どもは善良で純粋であるばかりではなく、大人に匹敵するほど狡猾で残酷であることが忘れられていたのです。

さて、青年期とは子ども時代の最終段階とも大人の入口とも言われています。今日の高学歴社会は大人になる準備期間としての青年期をますます延長させています。身体的には充分に大人でありながら、一人前と見なされない状態が長く続くことになりました。

そのため、この時期のもっとも重要な発達課題であるアイデンティティの獲得が円滑にいかず、混乱に陥る青年の増大に注目されるようになりました。エリクソンはそうした状態をアイデンティティ拡散症候群と呼んでいます。

わが国でも近年、無気力・無関心・無快楽を主徴とするアパシー青年の病理がさまざまな観点から論じられています。

しかしながら、こうした事態は大人になったにもかかわらず、職業も身分も確定されず、大人でも子どもでもない宙ぶらりんの状態を続けさせられている結果生じているものです。それなりの社会的役割をすでに獲得してしまった大人の目に、いかにも青年らしく写る生き方をすることは至難の技とも言えます。

また、青年にのみ特有の発達課題と危機があるのではなく、人間のライフサイクルのどの段階にもひとしく課題と危機が存在していると考えるのが妥当と思われます。早すぎる老成も永遠の少年も、その元型はあらゆる年代にみられるものなのです。

(『仙台市デイケアセンターニュース』十九号、一九八九年)

四、青年期の危機と不登校

青年期は疾風怒濤の年代であると言われています。子どもから大人の仲間入りをする重要な過渡期であり、自己同一性の獲得がこの時期の重要な発達課題となります。「思春期」という言い方が、ほぼ英語の puberty に相当し、性的・身体的側面での成熟を意味するのに対し、「青年期」は adolescence に該当し、精神的な要素をも含めたより広い意味での成熟の概念をさしています。

この時期は、急激な身体的成熟に精神的発達が追いつかないために、心身ともに不安定となりがちでさまざまな危機に直面することがあります。

近年、高学歴化に伴う青年期延長の現象および第二次性徴の発来が早くなったことによる青年期早期化の現象が起こっています。その結果、最近では青年期を十三、四歳から三〇歳までと幅広く考える傾向にあります。

第二次性徴が早期に出現し、身体的には昔より早く大人になりますが、そのために青年期の準備期間ともいうべき「少年期」「潜伏期」が短縮されてしまっています。H・S・サリバンがその重要性を指摘した同性・同年輩同士の遊びの期間が不足し、少年期特有の豊かな経験をせずに青年期に移行してしまいます。

このことが近年の青年期危機多発の一因をなしているとも言われています。

さて、青年期は学齢期と重なりますので、当然この年代の相談者の多くは「不登校」という学校不適応現象を主訴としてやって来ます。しかし、その背景にはさまざまな病態が横たわっています。すでに統合失調症などの狭義の精神障害に罹患していることも稀ではありません。

また一方には、マスコミ報道の影響と考えられる〝登校拒否恐怖症〟とでも名づけたくなる過剰な不安（体の不調で二、三日休んだが、登校拒否ではないか）を抱いて相談に見える場合もあります。

不登校の背後には程度の差はあっても強迫的心性が秘められていることが多いので、その対応には多大な労力と工夫が必要とされます。

こうした病態に故なくして陥ることはないのですが、一見もっともらしい「理由」はむしろ疑ってかかるほうが妥当です。いわゆる「原因」なるものは、いかにも見えにくいところに巧妙に隠されていることのほうが多いのです。

混乱する子どもを目の前にして、情緒的に疎遠になっていた夫婦の間にはじめて真剣な対話が生まれることもめずらしくはありません。単に個人のレベルだけでなく、家族全体の病理、さらにはそれを取りまく社会の病理へと公平に目配りすることを忘れてはいけないと思います。

現在の学校教育とその周辺の状況は、青年期の危機を若者たちが乗り越えることを困難にし、阻害しているともいえます。不登校は青年期の危機と悪環境との複合の所産と考えられます。

ところで、青年期の治療を進めるとき、治療者自身の青年期の体験およびその体験の統合の程度が、治療態度に大きく影響を与えます。こうしたことも青年期の治療を錯綜させ、難しくしている一因かもしれません。

（『仙台市デイケアセンターニュース』五号、一九八四年）

五、断食する娘たち――拒食と過食

人間の食行動は単なる生理的な行動ではなく、心理的・社会的な意味を含んでいます。その点では、性行動が単に性欲に基づく生理的な行動でないのと同様です。

食べることと性行為とは、①直接的に体とこころが満たされ癒される、②食べたことで共同意識をもつ、③体のなかに直接とり込む行為である、などの共通点を持っています。

今日わが国では、一見、食も性も満ち溢れているかのような観を呈していますが、ひそかに食行動と性行動の異常が増加しています。

ここでは神経性無食欲症（思春期やせ症）と呼ばれる、若い女性にもっぱら起こり、食欲喪失と高度のやせ、無月経と便秘を示し、慢性の経過をたどる病気について考えてみたいと思います。

文明が進歩し、豊かとなり、飢餓や栄養不足のおそれがない状況、つまり「食べる自由」と「食べない自由」とを同時にもっている状況で、はじめてこのような病気が出現してきます。

本症者の食欲喪失は、大変矛盾しており、場面によって食べたり食べなかったりします。家族と囲む食卓ではほとんど食べることができないのに、かげでは食べ、つまみ食いや残飯あさり、はては食物窃取に及ぶこともあります。ひとりで食べるときにはむさぼるように食べ、過食のあとに激しい後悔に襲われ、ただちに嘔吐する場合もあります。

その意味では単なる食欲不振とは異なり、摂食障害という方がふさわしいと言えます。しかも、みるかげもなくやせ衰えても活動的で、以前にもまして学業やスポーツに打ち込みます。

下坂は、その心理的背景として、①成熟に対する嫌悪・拒否、②幼年期への憧憬、③男子羨望、④厭世的観念、⑤肥満嫌悪、⑥痩身に対する偏愛と希求、⑦禁欲主義、⑧主知主義、の八つを挙げています（下坂幸三『アノレクシア・ネルヴォーザ論考』金剛出版、一九八八年）。

摂食障害者の成熟拒否については、古くから言われてきましたが、そこには単に生物学的な意味だけでなく、社会的な意味での女性の性役割への嫌悪も含まれていると考えられます。

また、肥満を嫌悪し、痩身を希求する背景には、少女から大人になる段階で、「見られる性」へと変身をせまられることも関係しています。

本症者の家族には、食事への過度の関心、暖かさの欠けた食卓、性的行動に対する拒否的態度などが認められます。したがって、患者が拒否しているのは、食卓状況によって象徴されている家族そのものであると言うこともできます。

そもそも食と性のゆがみは、家族の対人関係のゆがみと切り離して考えることはできません。食の提供者と性の伴侶者とは、まずもって相手をくつろがすことのできる者でなければならないと言われる所以です。

（『仙台市デイケアセンターニュース』二七号、一九九二年）

六、過敏清潔症候群――どこまでも清潔に

ヨーロッパ、とくにフランスでは、十八世紀の末までは、体を清潔にすることが必ずしも良いこととは考えられていませんでした。入浴というのは、清潔を保つためのわかりきった日常的習慣などではなかったのです。

それどころか、肉体を罪悪視するキリスト教の影響で、裸体になること自体が忌むべきこととされていたので、多くのひとは産湯をつかったのち、一度も体を水で洗うことなく一生を終えるのが常でした。

もちろん、中世には蒸し風呂や公衆浴場が大いに流行しましたが、十六世紀に入ると、放蕩、売春、性病、肉体的・道徳的頽廃などの温床とみなされてつぎつぎに閉鎖されてしまいました。風呂は危険かつ恥ずべきものとなり、入浴の習慣は失われてしまったのです（クセルゴン，J.『自由・平等・清潔――入浴の社会史』河出書房新社、一九九二年）。

ところが、十八世紀の中頃、腐敗物質に関する研究によって、いわゆる気体化学が台頭しはじめ、これまでにはなかった不安感がかきたてられ、糞便、泥、便槽、死体といったものが、激しい恐怖の念をよびさまします。それまで、悪臭と仲良く暮らしていた人びとが、ある時期を境に悪臭に対して脅威を感じ、これを排斥し始めたのです。

さらに、十九世紀の後半、医学が目覚ましい発達を遂げ、パスツールによって細菌の存在が明るみに出されたとき、人びとはこの発見によって伝染病の恐怖から解放されるのではなく、逆にいっそう激しい恐怖を感じるようになりました。

この集団的な不潔恐怖症の発生は、まず当時の支配階級であるブルジョアジーの衛生意識に大きな転換をもたらしました。

そして「体の清潔な人間はこころも健全である」「清潔を愛する民衆は、やがて秩序を愛し規律を愛する民衆となる」という教育が盛んに行われ、衛生学は「精神的な悪徳」に対する特効薬と考えられるようになります（コルバン、A.『においの歴史――嗅覚と社会的想像力』藤原書店、一九九〇年）。

この頃から、体の清潔とこころの清潔とが同一視されだしたのです。

芳香に快感を感じ、悪臭を嫌悪する私たちの感性は、歴史的に形成された知覚の枠組みを前提にしています。

今日、人びとを過剰な身繕いへと駆り立てているのは、こころの中身が、外見とりわけ外部に露出している肉体の清潔度から判断されてしまうのではないかという恐れなのです。

これが、現代の不潔恐怖、過敏清潔症候群の心性の基盤を形成しているのかも知れません。

（『仙台市デイケアセンターニュース』一八号、一九九二年）

七、境界例と現代

境界例という名称がJ・リックマンによってはじめて用いられたのは一九二八年のことです。古典的な境界例概念は「神経症というには少し重く、さりとて精神病というにはためらわれる」あるいは「神経症の仮面をかぶった(統合失調症性)精神病」というものでした。ところが長期の経過観察報告によると、神経症や統合失調症には移行しないで「境界状態」のまま持続するひとが約半数いることが判明しました。

その結果「境界例」は神経症とも統合失調症とも質的に異なる一臨床単位と考えられるようになってきました。しかもその位置づけは統合失調症圏というよりはむしろパーソナリティ障害のなかで考えようという意見が支配的になっています。

G・ガンダーソンらは、①深い抑うつ感や激しい敵意のような強烈な感情の存在。感情の平板さがない一方、喜びの感情も欠けている。②自傷・薬の過剰服用・薬物依存・性的逸脱といった衝動的・自己破壊的な行為の既往。③社会適応がよいこと。仕事や学業では好成績をあげたり、外見上正常者と変わりなく振る舞うことができる。④短期間の精神病様体験。潜在的な妄想傾向をもっており、構造化のゆるんだ状況のなかで発現しやすい。⑤ロールシャッハ・テストのような構成度の低い(構造化のゆるい)心理テストにおいて、思考障害を思わせる非現実的な反応を多発する。⑥対人関係が、一時的・表面的な関係と著しく依存的な関係との間を揺れ動く、等を診断の基準として提唱しています。

病像が多彩であることが「境界例」の特徴でもあるので類型化することは困難ですが、一応つぎのように分けることができます。

㈠いわゆる汎恐怖症的なタイプ──個々の症状は恐怖症的（対人恐怖など）ですが、神経症レベルのようなまとまりに欠け、外見にそぐわぬ異様な弱さ、不安定を内蔵しています。

㈡特定の妄想的念慮が前景に立つタイプ──醜形恐怖、自己臭妄想、自己視線恐怖などと呼ばれているものがこのタイプに含まれます。

㈢パーソナリティ障害が目立ち、行動化の著しいタイプ──感情爆発、家庭内暴力、衝動的自殺や非行などの行動化が顕著で、奥深いところで不全感、不確実感、抑うつにとらわれており、いわば中核群とみなされるものです。

㈣自閉・逃避的傾向の強いタイプ──全般的に不活発で、閉居し無為に過ごすことが多く、寡症状型の統合失調症との異同が問題となります。

さて、とりわけ現代において「境界例」が注目を集めるようになった背景にはさまざまな要因が考えられます。巨視的には各文明段階によって要請される価値規範に特別に葛藤を生じやすい素質が想定され、現代という、規範が解体し快感ないし心理的満足の追求が優先される社会では「境界例」患者が析出されやすいとする考えがあります（安永浩）。

また共生的・両価的な母子関係を形成しやすい現代日本の家族状況も「境界例」患者増加の一因と言われています。

臨床的には、精神療法的接近が一般化し、精神医療従事者の対応が変化したことも大いに関連しているものと思われます。

（『仙台市デイケアセンターニュース』十一号、一九八六年）

八、母性と父性

不登校、家庭内暴力など思春期の子どもたちに多発している新しい病態をまえにして、マスコミが母親の態度（母性愛）を問題にした一時期がありました。現にそうした子どもたちを持つ母親たちは罪責感にとらわれ、すっかり自信を失い、事態はかえって悪化してしまうなどということがありました。

つぎに俎上に乗せられたのは当然のことながら父親でした。家庭内におけるその権威の失墜が槍玉にあげられたのです。

結局のところ、いかにも「母親らしい」母親と、いかにも「父親らしい」父親とが要求されることになったのですが、さて「母親らしい」「父親らしい」ということを翻ってもう一度考え直してみると、その内実はきわめてとらえどころのないものです。

先頃、母性と父性に関して刺激的な二著に出会いました。一冊は、エリザベート・バダンテール著『プラス・ラブ』（サンリオ、一九八一年）、もう一冊は、ハネ＝ローレ・フォン・カーニッツ著『父親、その新しい役割』（講談社、一九八一年）です。いずれも女性研究者（前者は哲学者、後者は心理学者）の筆になるという点で共通しています。

前者はフランスにおける母親の子育ての歴史をたどりながら、母性愛は女性に元来そなわっている本能か否かを検討しています。一七八〇年のデータによれば、パリで生まれた二万一千人の子どものうち、母親の手で育てられたのはたかだか千人にすぎず、他の千人は住み込みの乳母に育てられ、残りの大部分は遠く里子に出され、母親の顔を一度も見ることなく死んでいったというのです。こうした一種の子捨てのような現象は十七世紀に現れ、十八世紀に一般化しました。ところが十九・二十世紀になると、一転して献身と自己犠牲とが称揚されるようになり、そのイメージ作りにルソーとフロイトが大きく貢献したというのです。

このように時代によって存在したり存在しなかったりする愛を本能と呼ぶことができるのでしょうか。著者は「子どもに対する母親の態度の歴史をたどることによって、私達は母性本能が神話であるということを確信できた。(中略)母性愛も、ひとつの感情にすぎないのであって、それ自体、まったく偶発的なものだという結論である。この感情は存在することもありうるし、存在しないこともありうる。(中略)すべては母親、母親の個人史、および歴史によるのである。」と結論しています。

後者は「人が父親になるためには、なるほど男でなければならないだろう——しかし、父親は必ず男でなければならないか?」という衝撃的な問いで始まっています。

著者は父親の機能を、①生まれるために必要な「子を生ませる人」、②生きるために必要な「扶養者」、③社会的地位確保のために必要な「後援者」、④成長するために必要な「教育者」、⑤性別役割を見いだし、それを引き受けられるようになるために必要な「手本」、⑥遊べるために必要な「遊び友達」の六つに整理したうえで、期待される父親像には、①愛する能力、②理解する能力、③助ける能力、④自由を与える能力、の四つの特性が必要であると言います。

そうして「以上述べたことは『父親らしい』という言葉のなかに全部含まれています。もう一度考えてみましょう、『何が一体、とくに男らしいことなのでしょうか?』正確に言って、そのようなものはないのです! 同様に、とくに女らしい能力というようなものもないのです。あるのは人間的な能力だけです。『病める』家庭が、健康を取り戻すこと、父親たちが、父親であることに再び意義を見いだすこと、そして、彼が再び喜んで父親になることが達成されなければならないとすれば、将来の父親機能の一つは『自分の子どもの《人間同志(ミットメンシュ)》になること』でなければならないでしょう。」と結んでいます。

これはバダンテールが「新しい父親は、母親と同じように子どもを愛する。このことは、もう母性愛にも父性愛にも特殊性は存在しないという事実を証明しているように思う」という主張と奇妙に符合しています。

母親であるまえに、また父親であるまえに《共に生きる人間(ミットメンシュ)》でなければならないという両著者の主張には、従来の道徳論にない新鮮さを覚えますが、その意味する内容を噛みしめてみると、現代の母親と父親ははなはだ厳しい試練にさらされているといわざるをえません。現代社会の歪みが、抵抗力のない子どもたちに新しい病態を強いているといえますが、同時に、親たちにとっても現代が《人間同志(ミットメンシュ)》として生きることの困難な時代であることを指し示しています。

(東北大学サイクリング部機関誌『銀輪』二十一号、一九八二年)

九、家族ホメオスタシス

家族はしばしば、人格形成の最良の場であると言われますが、いつもこのことがあてはまるとは限りません。時には、家族は病理発生の機関となる場合もあるのです。そのために、精神障害の発病、経過、回復、再発、社会復帰・社会参加に及ぼす家族の影響と家族力動については古くから注目されてきました。とりわけ統合失調症の家族研究からはいくつもの有益な仮説が打ち出され、それに基づいた家族療法も盛んに行われるようになって来ました。

家族療法とは、家族の一員にみられる精神・神経症状や異常行動を、救助を求める信号とみなし、その個人を含む家族全体を一単位（家族システム）として、家族内の相互作用のパターンに介入していく治療手段の総称です。

歴史的には、①力動的個人精神療法において心的現実として家族を扱う段階、②児童治療における父母面接の段階、③家族内の個々の関係（親子関係、夫婦関係など）を治療対象とし、それらの関係における相互作用の改善を目的とする段階をへて、現在の、④家族をひとつのシステムとみなし、全体としての家族を扱うシステム家族療法へと発展して来ました。

家族療法の意義について、廣瀬恭子はつぎのように述べています。

㈠家族全員がお互いに向き合って、直面している危機や問題点についてはっきりと話し合えること。これまで大切な問題を避けて通り、正直に思いのままを語ることのなかった家族が、家族治療者という第三者の介在によって、それをなし得たとすれば、それだけで治療目標の半ばは達成されたと見ることができる。

(二)家族をシステムとしてとらえることにより、個人を対象とする場合よりも、個人や家族のもつ問題や弱さを相互作用のなかでより早く正確に把握することができる。

(三)家族過程の一点への適切な介入は、ちょうど池に投げられた小石が波紋を生ずるように、家族全体に影響を及ぼすのである、と(『岩波講座精神の科学七　家族』二八七頁－三三一頁、一九八三年)。

ところで臨床の実際においては、家族成員のひとりが病いから回復しかかると別の成員が心身の不調に陥るといった交替現象が認められたり、家族の誰かが病いを引き受けることによって、かろうじてその家族が崩壊の危機を免れていると考えられる場合も少なくありません。家族の内部では一種のホメオスターシスが働いていると考えざるをえないのです。

ホメオスターシスとは、ある系に外力が働いて変化を起こそうとする時、系はこの変化を打ち消す方向に動くという意味です。

家族療法の際の家族からの抵抗、患者さん以上に変わりにくい家族の背景にはこうした力が働いているものと思われます。しかも、操作的に介入しようとする姿勢の時、この抵抗はいっそう強まるように思えてなりません。私たちは家族の「きわめて錯綜した相互作用の雲の外へ突出したもの」(中井)しか認知できていないことを肝に銘じておくべきかも知れません。

(『仙台市デイケアセンターニュース』十七号、一九八八年)

十、子どものストレス、大人のストレス

今の時代、家庭を取り巻く状況はひとによって捉え方が違うでしょうし、それぞれ専門の視点があると思いますが、私はつぎのように考えています。子どもの数が減って、世帯としては非常に小さくなってきています。少子化と言ったり、核家族化と言ったりしますが、家庭の構成員が少ない。少ない人間が一ヶ所に共同して生活していると、その人間関係はきわめて濃厚になります。家の中で、お父さん、お母さん、そして子どもが密着して暮らしていればいるほど、気がかりになります。その気がかりは愛情の発露でもあるのですが、一方で「他人をコントロールしたい」という欲望が人間にはどうしても出てきます。これが家のなかで起こっていることです。この関係を、私は「愛の過剰」と呼んでいます。

「ヤマアラシのジレンマ」という言葉がありますが、ヤマアラシが吹雪に遭った時に、寒いので身をよせあったらお互いのトゲが痛くてくっつけない。離れると寒い、くっつくと痛い、というジレンマを「ヤマアラシのジレンマ」と言いますが、人間関係にはそういうところがあります。人間関係というのは適度な距離があったほうが一般にはスムーズにゆきます。相手を思うばかりに密着すればうまくいくかというと、そうではなくて、逆に少し距離があったほうがどんな人間関係でもうまくいくと言われています。

家のなかは非常に濃密で圧力釜のようになっているわけですが、一方、地域のほうは以前に比

べると人間関係は非常に疎遠になっています。今は、生まれた土地で育ち、生まれた土地で一生を終えるということは極めて恵まれたひとにしかありえません。多くのひとが地域を移動しています。これは、日本社会がある時代に選択した結果です。人口移動が激しくなって、家庭のなかは濃密、しかし地域は非常に疎遠という、これが今の家族を取り巻く状況だというふうに、私は捉えています。

さて、こういう状況のなかで、誰もが「ストレス」を訴えています。ストレスという言葉はもともとは医学用語ではありません。金属に力を加えると金属が歪む、その時に加わる外力をストレスというそうです。それをカナダの生理学者のセリエが人間に応用したのがはじまりです。ずいぶんと普及した言葉ですが、セリエは、われわれが今使っているような意味でストレスという言葉を使い始めたわけではありません。物理的な環境、寒いとか暑いとか、そうしたことをストレスだと言ったのです。われわれは今そういう使い方はしません。

今はストレスといえばみんな人間関係にかぎって使われます。自分の思いが他人に伝わらない、自分が思ったように周りのひとが動いてくれない、その時にストレスを感ずると言います。「昔はストレスがなかった」と言う方がおりますが、それは間違いです。人間の生き死にがかかっていたわけですから、昔はもっと大変だったわけです。今日食えるか、明日は食えるか、ということは今の時代に比べたら、もっと深刻です。現代は、ストレスの性質が変わってきて、こころの問題、人間関係が円滑にゆかない、ということで悩んでいる時代だろうと思います。

（宮城県教育公務員弘済会『第二十七回研究助成金贈呈式記念講演の記録』一九九九年）

十一、女性のライフサイクルと危機

ライフサイクルの基本的な意味について、レビンソンは二つの点を明らかにしています。すなわち、人間の一生は誕生をもって始まり死に終わるひとつの過程であり、そこには一連の時期または段階に分けて捉えることのできる季節の変化が認められるというものです（レビンソン『人生の四季——中年をいかに生きるか——』講談社、一九八〇年）。

人間の一生にはいくつかの節目があります。節目は未来への発展の可能性を内包していますが、同時に挫折の契機になることもあります。そのため、節目に対応して、ひとは精神的な危機に見舞われることがあります。

そうした危機に遭遇するのは、男女を問いませんし、危機は両性の関係性の中で生じると言っても良いのですが、男性と女性ではやや様相を異にしています。ここでは、女性に特有な側面に焦点をあてて考えてみたいと思います。

まず、第一の危機は思春期にあります。女子は初潮の発来によって、女性性を自らの身体で引き受けることを迫られます。また「見る－見られる」というまなざしの構造のなかで、初めて性的存在としての自分に気づかされます。その際、相当部分が母親との関係のなかで形成される、女性イメージとの折り合い如何によって、女性性の受容が決定づけられると考えられています。このことが円滑に行かない場合に、手首自傷症候群や食行動異常（思春期やせ症）などが出現します。

第二の危機は、妊娠・出産・産褥期に訪れます。この一連の時期はホルモンの変動がもっとも激しい時で、その影響が心身両面に現れます。なかでも産褥期は精神的に不安定になりやすく、マタニティ・ブルーや精神病様状態が好発します。ホルモンの変化に加えて、授乳や育児の不安、舅・姑との付き合いが変化することなどが影響すると考えられています。さらには、それまでの夫婦という二者関係が、子どもの出現により三者関係に変わり、夫との絆が希薄になり、その反映として、夫から充分な支持を得られないことなども関係しています。

第三の危機は、中年期にあります。身体面では生理的な老化が徐々に進行し、閉経を迎えるのに加えて、柔軟性や機敏性が失われて行きます。心理的には、子どもたちの自立に伴う空虚感、夫婦の関係の希薄化、女性性喪失の悲哀、向老の不安、さらには老親の介護の負担などが重積し、心身の不調が出やすくなります。よく見られるものとしては、各種の神経症、うつ、嫉妬妄想、アルコール依存症などがあります。

ところで、危機（クライシス）は同時に、転機・分利でもあります。こうした危機の体験がいつもネガティブとは限らず、時にはポジティブな意味を人生にもたらすこともあります。

（『仙台市デイケアセンターニュース』一三号、一九九〇年）

十二、空の巣症候群――中年主婦の密やかな不全感

(一)ライフスタイルの変化

専業主婦をとりまく環境は、一昔前とは大きく変貌しました。便利な家電製品の普及によって、一日の中で家事労働の占める時間は大幅に減少しました。その分の余暇を文化活動や社会的活動にふり向けられればよいのですが、伝統的な良妻賢母思想と家族の無理解とが、主婦の自由な活動を制約します。

家事を代行するサービスの拡大は、それまで無償で行ってきた家事労働が、実はお金に換算される価値があることを実感させます。家族への愛という美名のもとに、無償労働に甘んじてきた専業主婦にある種の虚しさが湧き起こっても不思議ではありません。

また、子どもの数が少なくなったことによって、育児・躾・教育という主婦にわりふられた母親役割の期間が、昔に比較して大幅に短縮しました。子どもたちが自立した後に、二〇年以上も、夫婦健在の時間が残ることになったのです。

(二)夫婦関係の変遷

夫は仕事、妻は育児と家事に没頭しているあいだに、ふたりの間に時間は流れ、子どもたちは自立していきました。子どもに手がかからなくなって、夫婦が向かい合った時、お互いの考え方

に大きなずれが出来ていることに、あらためて気づかされます。結婚当初は、いかにも一致していたかに見えた夫婦の価値観が、驚くほど違ってしまっています。

夫婦の間の価値観や人生観のずれは、子どもの進学、就職、結婚などの節目節目であらわになります。その結果、配偶者に失望した分だけ、お互い子どもに期待を寄せることになります。

子どもがつまづいた時に、ふたりの話し合いは噛み合わず、夫婦は危機を迎えます。自分の過去をふり返り、自分たちの結婚の経過をふり返させられることになります。未解決のままに過ごしてしまった課題の多さに気づかされ、哀しみ、悔恨が湧いてきます。熟年の離婚の背景には、そうした心理が横たわっており、離婚をおし留めさせるのは世間体という圧力です。家庭内離婚とは言いえて妙です。

(三) 空の巣症候群

中年になると、身体的な老化の兆しが現れ、閉経の前後には内分泌ホルモンの変動のために、さまざまな体の変調が加わります。

年老いた親の介護をめぐる問題が生じてくるのも、この時期です。自分が介護する高齢者が、もはや愛情を失っている配偶者の親であるとしたら、それは大変つらい仕事になります。しかも、介護や財産をめぐって、夫の兄弟たちや夫の実家との軋轢が重なります。

中年期は、女性にとって、身体的にも精神的にも危機の時期ということになります。

こうした状態が「空の巣症候群」と呼ばれているものです。子どもの自立・夫との心理的疎隔・

身体的不調・老親の世話などのストレス要因が加わって、「虚しい」思いにとらわれることを言います。

意欲の低下、食欲不振、憂うつ、億劫、厭世気分などにとらわれ、毎日が虚しく過ぎ去っていきます。

その虚しさから脱出を図ろうと、さまざまな逸脱行動に走るひとたちがいます。衝動的な買物、過食、アルコールや薬物への耽溺、ギャンブルへののめり込み、衝動的な性交渉などです。

「空の巣症候群」は病名ではありませんので、受診する診療科によって、「うつ病」「更年期障害」「自律神経失調症」などの診断名がつけられます。

(四)「私らしさ」を求めて

中年女性とりわけ専業主婦を見舞う危機とは「女であること」と「自分らしくありたい」心の葛藤ということに尽きます。

男は仕事、女は家事という性別による役割の分業があたかも自然な現象のように思いこまされてきたために、女性が「自分らしくありたい」と望むことそれ自体に後ろめたさや罪の意識が伴います。

「空の巣症候群」とは現代における男と女の関係の非対称性を、中年期の女性が一方的に引き受けさせられている事態と言い換えることもできます。

したがって、根本的な解決は、当の女性の生き方だけではなく、男性の生き方も含めて検討されなければなりません。

（仙台市医師会『健康だより』七三号、一九九八年）

十三、セラピーというのは言葉をさがすということですね

森瑶子さんの作品に『叫ぶ私』（集英社文庫、一九八八年）というのがあります。そもそもは小説の取材のつもりで、心理療法家河野貴代美さんを訪ねたのですが、最初のその日から取材どころではなくなり、本格的なセラピーをほぼ六ヵ月に亙って受けることになった経緯を記したものです。同書には心理療法の過程が逐語的に再現されており、作家を離れたひとりの女性の心理、とりわけ夫との関係、母親との相剋、子どもへの罪責感がかなり赤裸々に語られています。

表題の言葉はそのやりとりのなかの一節です。おそらくは、セッションのたびごとに言葉の真剣勝負が展開されたに違いありません。

治療にあたった河野さんは、優れた分析力をもったクライエント森さんを相手に、毎回極度の緊張を強いられたと率直に告白しています。

しかし、現実のセラピーは、これ以上分析を続けては小説が書けなくなるという作家の不安から十三回目で中断されました。

ところで、作家本人のセラピーと同時進行的に書かれた小説『夜ごとの揺り籠、舟、あるいは戦場』（講談社文庫、一九八六年）にはセラピーを受ける女主人公が登場します。こちらの方には、『叫ぶ私』にはないセラピストへの抵抗感がストレートに表現されています。

さらに、『夜光虫』（集英社文庫、一九八六年）という小説のなかでは、森さんのより無意識的な葛藤が、リアルに表出されています。

このように、セラピーの記録よりも小説の方に、作者の深層心理が投影されているというのは大変興味深いことです。作家にとっては、心理療法以上に、書くことによって癒される部分のあることを物語っているのかも知れません。

（仙台市カウンセリング研究会『カウンセリング——二〇周年記念誌』一九八九年）

十四、文化現象としての遊び

およそ人間らしい文化現象で、遊びの要素を伴わないものはありません。文化の極致は「遊び」の構造が「真面目」の領域に移され、制度にまで高められたところにあるとさえ言われています。これまで人間の遊びに関して、真面目に取り組まれた研究は膨大な量に及び、枚挙にいとまがない程です。

ホイジンガ（Huizinga, J.）は、遊びを総括して、「本気でそうしている」のではないもの、日常生活の外にあると感じられているものだが、それにもかかわらず遊んでいるひとを心の底まですっかり捉えてしまうことも可能なひとつの自由な活動である、と呼ぶことができるとしています。この行為はどんな物質的利害関係とも結びつかず、それからは何の利得ももたらされることはありません。また、遊びは規定された時間と空間のなかで決められた規則に従い、秩序正しく進行するものです。彼は「遊びの目的は行為そのもののなかにある。それは緊張と歓びの感情を伴い、またこれは『日常生活』とは『別のもの』という意識に裏づけられている」とも述べています。

つぎに、カイヨワ（Caillois, R.）は、遊びの形式的特性として六項目をあげています。①自由な活動。すなわち、遊戯者が強制されないこと。もし強制されれば、遊びはたちまち魅力的な愉快な楽しみという性質を失ってしまう。②隔離された活動。すなわち、あらかじめ決められた明確な空間と時間の範囲内に制限されていること。③未確定の活動。すなわち、ゲーム展開が決定されていたり、先に結果が分かっていたりしてはならない。創意の必要があるのだから、ある種の自由がかならず遊戯者の側に残されていなくてはならない。④非生産的活動。すなわち、財産も富も、いかなる種類の新要素も作り出さないこと。⑤規則のある活動。すなわち、約束事に従う活動。⑥虚構の活動。すなわち、明白に非現実であるという特殊な意識を伴っていること。そのうえで、彼は遊びを、競争（アゴン）、運（アレア）、模擬（ミミクリ）、眩暈（イリンクス）の四つの範疇に分類しています。スポーツ競技全般は競争に、じゃんけんや賭けは運に、子どもの物真似や演劇は模擬に、ぶらんこやスキーなどは眩暈のカテゴリーに属することになります。

また、ウィニコット（Winnicott, D.W.）は、遊びにおいて、遊ぶことにおいてのみ、個人は、子どもでも大人でも、創造的になることができ、その全人格を使うことができるのであり、個人は創造的である場合にのみ、自己を発見するのである、と述べています。そして「精神療法とは二つの遊びの領域を、患者の領域と治療者の領域とを重ね合わせることである。もし、治療者が遊べないとしたら、その人は精神療法に適していないのである」とまで言い切っています。

（『仙台市デイケアセンターニュース』十六号、一九八八年）

十五、集団の発展とコミュニケーション

集団精神療法は集団成員間の相互作用によって、その成員のパーソナリティの健全化、悩みや行動異常の解決・改善を図るために、意図的に組織された小集団で行われる精神療法の一種です。したがって、単に「集団で生活する」のでなく、家族に対する感情を賦活させるような集団のなかで、ひととひととのかかわりあいに焦点をおいて治療が行われること、および、すべてのひとが相互作用に含まれ参加することの二つが基準となります。

集団精神療法の目標は、どこまでも個人であり、治療者の関心も患者個人およびその患者と他の人びととの関係に向けられます。集団のなかで、人びとが互いに共感し合う体験を経て、その多様な可能性を受け入れ、他の人びととのかかわりにおいて、真実の自己を見い出すことが目標であると言いかえることもできます（池田由子『集団精神療法の理論と実際』医学書院、一九七四年）。

治療的な集団は五〜八名と小さいこと、リーダーがあれこれ指示をしないこと、集団として共通の目標を持たないこと、したがって共通の目標に向かって皆で協力したり、友だちを作ることを目標としていないことなど、普通の集団とはいくつかの点で異なります。

集団精神療法の過程の第一段階ではリーダーに対する期待や依存が示されます。そうした依存欲求が満たされないと、メンバーはリーダーと対抗したり、グループから逃避しようとしたり、

二人でペアを作ったりして反応します。第二段階になると批判的なコメントを自由に発言できるようになり、怒りが徐々に表現されるようになってきて、リーダーがその標的とされます。リーダーへの怒りがメンバーに置きかえられて、メンバーのひとりがスケープゴートにされることもあります。そして、第三段階に至ると、互いに受容し合うという雰囲気が生まれ、忍耐強くなり、批判的ではなくなって来ます。お互いに信頼感・親近感を抱くようになり、その結果それぞれのメンバーが自分のことについてより多く話すようになります。いわゆる集団の凝集性が高まった状態になる訳です（山口隆、松原太郎監修『ウォン教授の集団精神療法セミナー』星和書店、一九八五年）。

集団精神療法の治療的因子としては、①自己の対人関係についての学習、②集団としてのまとまりと信頼感の体験、③カタルシス、④疾患についての情報を得ること、⑤治療について希望をもつこと、⑥困っているのは自分だけではないと気づくこと（普遍化）、⑦他人を助けるという体験（愛他性）、⑧自分の育った家族関係について正しい理解をうること、⑨社会適応技術の学習、⑩他人の行動を模倣すること、などがあげられます。

いずれにしろ、対象となる患者は、それまで対人関係で失敗を重ね、自分自身に対する評価の低いひとが多いので、集団のなかで受容され、リーダーや他のメンバーが真剣に耳を傾けてくれ、共に考えてくれるという体験は貴重です。そして、他人と自分の問題の共通性に気づき、他人の問題の解決に寄与する体験を通して、自信を取り戻して行くと考えられます。

（『仙台市デイケアセンターニュース』十四号、一九八七年）

十六、働くということ――労働・仕事・行為

「はたらく」という言葉にはたくさんの意味が含まれています。すなわち、機械に従属するか機械をもって代替しうるlabourとしての労働、もっと技術や人間的な気配りを必要とするworkとしての仕事、さらに創造的な個性・天分を生かしたactionとしての行為の三つが通常含まれています。労働・仕事・行為は人間の社会的・個人的活動そのものですから、「はたらく」ことは人間の活動のすべてを意味していると言っても過言ではありません（清水正徳『働くことの意味』岩波新書、一九八二年）。

しかしながら、働くことの意味は時代によって大きく変遷してきました。古代ギリシャから中世ヨーロッパを経て近代初頭にいたるまでの古代的労働観によれば、労働は低劣なものであり嫌悪すべきものでした。したがって労働は奴隷にのみふさわしい活動だったのです。これに対して近代の労働観は労働を肯定的に捉えるようになり、人間の諸活動はもっぱら労働の観点から眺められるようになりました。この転換にはプロテスタンティズムの禁欲倫理が大きな役割を演じたと言われています。その結果、仕事も行為も労働化し、あらゆる活動が労働のなかに溶解してしまいました。日常生活における人間の諸活動が労働化する社会は、経済的搾取の有無にかかわらず、形式的自由の有無にかかわらず、人間的自由と対立します（今村仁司『仕事』弘文堂、一九八八年）。ここに労働からの疎外と人間からの疎外とが発生する基盤が形成されたと言えます。

私たちは、自分が社会的に有用な活動をしていると実感できる場合か、そのつくり出す過程が自分の目標を達成するプロセスになっている場合にはじめて、自分の労働に喜びを見い出します。ところが、現代では、そのどちらもが実現不可能になっています。自分の労働が企業にとっては有益な労働であることは分かっても、社会にとって有用かどうかは判断が大変困難になってきました。また分業と機械化が進み熟練技能が評価されなくなった結果、自己を実現しているという満足感を得ることもできなくなっています（内山節『自然と労働』農文協、一九八六年）。

一九五〇年代から始まった技術革新は、個人主義・科学主義・合理主義の傾向にますます拍車をかけ、商品としての価値を生み出す労働以外の仕事・行為を労働からはじき出してしまいました。「賃労働」と「消費・余暇・遊び」などが截然と区別されてしまい、労働と生活の分離が進行しています（竹内静子『現代社会と労働存在』日本経済評論社、一九八七年）。

「はたらく」ことの本来の意味にたちかえって考えれば、生活から切り離された労働、言い換えれば仕事や行為を内包しない活動としての労働は、人間にとって極めて不自然なものと言えます。そこから、労働の無意味感・疲労感・不安が発生してくるのも故なしとしません。

（『仙台市デイケアセンターニュース』二〇号、一九八九年）

第二章 働き盛りとこころの健康

一、ミドルエイジ・シンドローム――中年期のストレスと心の健康

(一) 中年期――昔充実期・今不安定期

中年期（ミドル・エイジ）とは、文字どおり青年期と老年期の中間ということです。青年期は今日延長してきて、三〇歳頃まで続くと考えられています。一方、平均寿命が延びたことによって、老年期もいまや六五歳からということになってきました。そうしますと三〇歳から六五歳までが中年期ということになります。

これまで、中年期は心身ともに安定・充実した時期と思われてきました。不惑の年頃と呼ばれたり、「人生の正午」（C・G・ユング）と称されたのはそのためです。しかしながら、現代は中年期の課題がさまざまな形でクローズアップされてきています。

高齢化にともない中年期は約三五年と人生のなかでもっとも長い時期となりました。しかも、この中年期が社会的にもっとも働きざかりの年代であり、もっともストレスの多い年代となって

いるのです。

それを裏付けるものとして自死の増加があります。自死は青年期に特有の現象のように考えられていた時代がありますが、最近は実数・伸び率ともに四〇代・五〇代が圧倒的に多くなっています。

これは一例にすぎませんが、中年期に、精神的に不健康なひとが多くなりつつあるのは確かなようです。もっとも働きざかりで、充実・安定した時期であるべき中年期が、現代ではきわめて不安定な時期になりつつあるのです。

(二)心理的なかたさ

人間の脳(大脳皮質)の神経細胞は百四十億と推計されています。二〇代後半から脳神経細胞は一日十万個位ずつ脱落していくと考えられています。

また、脳の重さは五〇歳頃まであまり変わりませんが、近年のCT検査によりますと、二十五歳をピークに脳は徐々に委縮していることがわかりました。長いあいだお酒を大量に飲み続けているひとの場合には、この脳の委縮はいっそう促進され、脳の加齢がひと一倍進みます。

たとえば、知能指数を年代を追って調べてみますと、二〇代後半から三〇代前半を境にして下降しはじめ、四十五歳をすぎるとかなり低下します。

こうした生理的な変化のために、中年期になると精神的弾力性あるいは柔軟性が乏しくなります。精神的に硬くなり、可塑性を失う結果、精神的修復力が衰え、ストレスによる挫折からの立ち直りが青年期に比較して悪くなります。

また、記憶力の低下だけでなく、興味や関心の幅も狭くなってきたりします。自分の経験の枠内だけで判断し、視点を変えて新しい課題に取り組むことが難しくなります。「このごろの若い者は……」「おれの若い時は……」この二つの言葉を口にするようになったら、老化現象はかなり進んでいると考えるべきです。

加齢とともに記銘力・記憶力が衰えるのはもちろんですが、総合的な判断力は年齢とともに成長し続けると言われています。中年期にはマイナス面だけでなく、成熟というプラス面のあることも忘れてはなりません。

(三) 完璧主義の落とし穴

今日、私たちは組織を離れて仕事を考えることはできません。組織のなかで他のひとと円滑に仕事を進めていくためには、責任感や几帳面さが要求されます。組織が大きく複雑になればなるほど「きちんと仕事ができる」か否かが、そのひとの評価を大きく左右することになります。几帳面さや他者への配慮が今日ほど必要とされている時代はないとも言えます。つねに落ち度がないようにという〝落ち度恐怖〟に皆がとらわれていると言っても過言ではありません。

完璧主義はむしろ長所とすら言えるのですが、これが中年期になると必ずしもそうとは言えません。人間はなにごとによらず完璧にはできないところがあります。若いあいだは体力・気力にまかせて頑張ってこられましたが、しだいに無理がきかなくなってきます。

完璧主義のひとは自分で完璧と確認できないかぎり、仕事を他人に任せることができません。その結果、自分ひとりで仕事を背負い込むことになってしまいます。他人に任せられないから、仕事を全部自分で抱え込む。抱え込むとだんだん仕事の量が増えて本人のめざす〈完璧〉からますます遠くなり、不安はいっそう強まります。仕方なく今までの何倍も努力することになり、疲労は増し、緊張が高まり、悪循環に陥ってしまいます。その延長線上に〝うつ病〟が待ち受けていることになります。完璧主義のまじめ人間がよくうつ病になると言われるのは、こうした理由によります。

ところで、うつ病と胃・十二指腸潰瘍は等価症（病気としての現れ方は異なっているが、本質は同じと考えられる）と見ることができます。胃・十二指腸潰瘍は、周りから同情されおおっぴらに休めるのに、うつ病は怠け者と受け取られたり、変な目で見られたりしているのは不条理なことです。

（四）夫婦の会話も……

結婚当初は自分自身のこと、そしてお互いのことを語り合うのに時間がいくらあっても足りないようにみえました。自分を語りながら夫婦は互いの愛情を確かめあっていたのかもしれません。そのうち子どもが生まれ、子どもが成長するまでは、夫婦の会話のほとんどは子どもをめぐって交わされます。

そうして十数年がすぎ子どもに手がかからなくなると、夫婦はふたたび直接向かい合うことになります。お互いはあらためて言葉を交わす必要もないくらいにすっかり分かりあえていたと思い込んでいたのに、長年のあいだにずいぶんとズレができてしまっていたことに驚かされます。

恋愛結婚であれ見合い結婚であれ、二〇年くらいたって子どもが巣立つようになると、夫婦の関係は希薄になってしまいます。

夫婦のあいだの価値観や人生観のズレは、子どもの進学問題を契機に露わになります。結婚する前の自分たちの過去の生き方が想起され、あらためて問いなおされるのです。

ずいぶんと未解決のまま大人になったという思いやひょっとしたら別の人生がありえたかもしれないという思いが湧き起ってきても不思議ではありません。自分は結婚しなければよかったのではないかと後悔する女性・男性がいます。中年の妻は夫に向けられない愛情を子どもに注ぐことによって代償しようとします。一方、男性は家庭からの疎外感を抱き、仕事に逃避します。こうして、形式上は夫婦でありながら、心理的には離婚状態という家庭が少なくありません。

職場や学校で家族の誰かがストレスに曝されたときに、それを受け止め修復する力が家庭に残されていないことが、事態を深刻化させる一因ともなっています。

（五）心身の健康を

これまで述べてきたことは主に心理的な悩みですが、中年期になるとさらに身体面での健康の不安が加わります。高血圧や糖尿病などの生活習慣病が発生しやすくなります。これらの病気のほとんどは慢性の経過をたどりますので、そのことが精神的にも大きな負担となってのしかかってきます。人間の心理状態は身体の健康、不健康に大きく影響されますので、体に自信が持てなくなってしまいます。

逆説的に聞こえるかもしれませんが、精神的なストレスに強くなるためには、身体的な健康管理が非常に重要になってきます。

＊　＊　＊

以上述べてきたように、社会的にも家庭的にも、また身体面でも精神面でも厳しいストレスに曝されながら生活していかなければならないのが、現代の中年です。それまで過ごしてきた自らの青年期以来の課題を解決しなければならないし、やがてやってくる老年期への準備もしなければなりません。中年期の生き方しだいで老年期のありようは大きく変わってきます。その意味でも、中年期を心身ともに健康に送り、充実させることが大切です。

身体の健康に心がけること、精神面では自己の社会的役割を正しく認識し、現実的に物事に対処し、広い意味での社交性を身につけることなどの必要性が説かれています。

あれこれの処方箋に飛びつく前に、まず自分の体の状態、心の状態をあるがままに知ることこそが、ストレスに打ち勝ち、病気になることなく、健康に生き抜くための第一歩のように思われます。

（『きずな』一七三号、一九八四年）

二、不惑の病理

企業は一般に、社長を頂点として、重役、部長、課長、係長、主任、一般職員などの職制に分かれピラミッド構造をなしています。このうち、係長ないし課長以上を管理職と呼んで区別しているところが多いようです。

管理職の特徴としては、まず第一に責任の増大があげられます。管理職には経営に参加するという側面があり、その職制に応じて一定の権限が与えられますが、権限が大きくなればなるほど、責任もまたそれに比例して大きくなります。この責任の増大が管理職にストレスを増強させることになります。

第二に板挟みの葛藤があげられます。管理職とはいえ、どこまで行っても中間管理職という状態が続きます。つねに上司と部下の間に立って調整を図ることが仕事の要諦となります。ときには自分の本当の気持をおし殺して振る舞わなくてはいけない場面にも遭遇します。律義で真面目なひとほど窮地に追い込まれてしまうことになります。

第三は昇進にともなうストレスがあります。自分の仕事が認められ、それに相当する待遇を受けることは励みになります。しかしながら、昇進すればするほど、同一職場での友人は確実に減っていきます。

かつてのように心おきなく話し合える仲間がひとりずつ失われていきます。このように昇進には孤独との闘いという面もあります。

ところで、青年期に管理職につくことは稀で、壮年期という年代に重なるために、さらにさまざまな困難が加わります。

まず、加齢にともなう心理的変化が徐々に始まり、柔軟性が欠如してきます。そのためにストレスへの耐性が低下します。さらに肉体的にも無理が利かなくなり、健康に対する不安が強まってきます。また、家庭にあっては、夫婦間の心理的・肉体的結びつきが疎遠になり、子どもの教育をめぐる悩みも重なってきます。

このような条件が複合して、昇進と同時に職場不適応に陥るひとがいます。職場不適応症とは、たんに職場に適応できない状態をさすのではなく、治療を受けなければ職場生活の継続が困難な状態を言います。

職場不適応の症状にはさまざまなものがあり、自律神経失調症、心身症、神経症、うつ、アルコール依存などが含まれます。

しかも、これらは通常の心身症、神経症、うつ病とちがって、配置転換や転職などを契機に症状が消失するところに特徴があります。

職場不適応症としてのうつ症状は、休みの日の朝はうつ的でなく、休み明けの朝にひどく憂うつであるとか、職場状況の改善を図らないかぎり、抗うつ薬が効きにくいといった傾向があります。

（『仙台市デイケアセンターニュース』一六号、一九九一年）

三、チームワークとリーダーシップ

チームワークとは共同作業・団体行動・協力などを意味する言葉で、仕事を共同・協力してやることをさしています。チームを組んで仕事をするには、コミュニケーションが不可欠です。しかしながら、ともするとこのことのみが強調され、自己主張を退け和気藹々と過ごすことがチームワークであるかのごとくに誤解されている面があります。そのためフォーマルな会議では自分の意志表示をせず、インフォーマルなところで決定への不満をもらし、グループの外に課題の解消を求めようとします。そうした行動は逆にグループに影響して、結果的にはチームワークを阻害することになります。

チームワークは集団目標達成のために、各自が自分の任務を遂行することであり、各自が自分の権限と責任の範囲を承知していることが前提です。チームのなかで役割を円滑に果たすには、リーダーシップとメンバーシップについて体得しておく必要があります。

リーダーシップとは、集団目標達成のために各メンバーが連帯感を持ちながら、自分の能力をフルに発揮できるように援助する能力のことです。一般にリーダーシップが存在するという場合は、ある個人が、他の集団成員よりも著しい影響を、集団の目標達成や集団の存続に対して与え、それが持続している場合と考えられます。

リーダーの役割の第一は目標をはっきりさせること、第二は、メンバーの役割が混乱しないようまとまりのあるグループにすること、第三は、メンバー一人ひとりの興味と能力と現実条件が満たされるように配慮することです。

リーダーシップには三つのスタイルがあります。第一は、リーダー中心（指示的）リーダーシップで、①集団目標が不明確な場合、②非常に困難な状況の場合、③グループの士気があがらない時、メンバーがばらばらな時、④消極的な人間ばかりがメンバーになった時、などに有効性を発揮します。第二は、メンバー中心リーダーシップで、①課題が全員の合意を要する時、②創意を要する課題の時、③仕事の能率があがっている時、④グループにまとまりのある時、⑤仕事に責任を持たせる時、⑥グループが自然に方向づけできる時、に用いられます。そして、第三は、折衷的リーダーシップでメンバーとリーダーの利害が対立しあっている時の方法と言えます。リーダーはこの三つのスタイルを状況に応じて使い分けるのが理想とされています。

リーダーシップとは、個人の特性というよりは行動の形態であり、集団状況のあり方によって変化するものです。自分のリーダーシップが日々新しく変化していることを敏感に感じ取る感受性と、孤独に耐える力とが、リーダーに要請される資質です。

一方、メンバーには、自分のリーダーの役割（権限と責任）への敬意を持ち、必要ならば自己を主張する覚悟が必要です。

結局、課題に応じて、お互いがリーダーシップとメンバーシップを使い分けることができて初めて、チームワークが生まれると言えます。（『仙台市デイケアセンターニュース』十三号、一九八七年）

四、テクノストレス

現代病テクノストレスは、新しいコンピュータ・テクノロジーに健全な形で対処できないことから起こる症状です。コンピュータの導入により、かつては一日の仕事量と考えられていたものが、時間単位になり、さらには分刻みになって、人びとの時間の観念が変化し、極度に圧縮されてきています。

ブロードは、人間とコンピュータの間に起こる病理的な現象を二つに区分しています（ブロード『テクノストレス』新潮社、一九八四年）。

ひとつは、コンピュータ・テクノロジーを受け入れようとするあがきに起因しており、テクノ不安症と呼ばれるものです。

テクノ不安症の初期の症状は苦悶です。苦悶はいろいろな形をとって表面化し、短気、頭痛、悪夢、コンピュータについての学習への抵抗、あからさまな拒否などです。テクノ不安症は、上司や雇い主、あるいは世間一般からコンピュータを使うように強制されていると感じている人びとにもっとも多く見られます。

もうひとつのタイプは、テクノロジーへの適応の結果、特殊化が過度におよぶもので、テクノ依存症と呼ばれています。

テクノ依存症者は、総じて新しいテクノロジーに強く意欲をかき立てられ、進んでこれを受け入れようとします。彼らは物の見方、考え方が機械的・コンピュータ的になってしまい、通常の人間関係に障害が生じてきます。

感情の起伏に乏しく、効率とスピードにこだわり、他人に対する思いやりが欠如してきます。

テクノ依存症者は、人間の行動やコミュニケーションの曖昧さを極度に嫌うので、仕事に無関係な活動や友達づきあいに興味を示さなくなります。

この形のテクノストレスが嵩じると、ひとは常軌を逸して反社会的な行動に走ったり、感性にねざした創造的な考え方ができなくなることがあると言われています。

テクノストレスのこうしたひどい状態に至らないまでも、情報処理の仕事に没頭すると、日常の感覚、知覚が麻痺してしまいがちです。食事を抜き、会議をすっぽかして仕事に熱中するようになります。

ところが、精神の疲労は肉体の過労のように、明らかな形では現れません。そのため、コンピュータの仕事に熱心な人間は限界を越えて神経を酷使する危険があります。

墨岡は、コンピュータ端末の操作やワープロ操作などのＶＤＴ労働に従事しているひとを対象にした調査を実施しています（墨岡孝『ビジネスマンＯＬのためのストレス病読本』講談社ブルーバックス、一九九〇年）。

それによりますと、ＯＡ化の進んだ職場でのＶＤＴ労働に従事しているひとは、一般の事務部門における労働に比較して、実に四倍から五倍も精神的な不調を訴えています。これは工場などの生産部門におけるライン労働従事者の二倍という値です。

しかも、ＶＤＴ労働における精神的ストレスを考えるうえで重要なことは、ＶＤＴ労働に始めからアレルギーを持っているひとではなく、本来はＶＤＴ操作に、なんら違和感を持っていなかったひとでも、慢性の疲労から、精神的な不調を訴えることが多いということです。

（『仙台市デイケアセンターニュース』二六号、一九九一年）

五、脱男性シンドローム

男性が男性性を、女性が女性性を身につけることは、先天的に決定されているわけではなく、生物・心理・社会的な要因が複雑に絡みあっていると考えられています。

近年「自分自身の解剖学的性（セックス）と心理・社会的性別（ジェンダー）との間の不調和、不一致」を示す性同一性障害のケースが増えています。

たとえば渡辺恒夫は、男性の異性装嗜好（トランスヴェスティズム）の実態をとりあげ、多くの男性が、表面何食わぬ顔で「男」を演じながら、ウラではとめどなく「脱男性」しつつある現状を報告しています（『脱男性の時代』勁草書房、一九八六年）。

男性性の形成と確立に深く関与している要因としては、脱・同一視（R・グリーンソン）と共生不安（R・ストーラー）が注目されています。

脱・同一視とは、発達早期の母子共生段階から、ある時期に段階的に離脱し、新たな男性的対象（父親あるいは兄弟）に、同一化していくことを指しています。母親は、男女両性にとって原初的同一化の対象ですが、男性の場合には同一化対象の方向転換が必要とされます。

この過程が順調に展開するには、①良好な母子関係、②母親が、男の子のささやかでほほえましい男性的活動やその芽生えを、はげまし支持すること、③父親による男性モデルの提示、が欠かせないとされています（及川卓「男性性確立の挫折と崩壊」清水・村上編『青年の精神病理三』弘文堂、一九八三年）。

さらに、共生不安とは、自分自身が、母親とは分離し、異なった性別に属する存在であるという基本的な感覚が維持できなくなってしまう不安を言います。つまり、母親と再合体したい願望や母親に吸い込まれてしまうことに対する防衛の働きをしているのです。

このように、男性性は女性性とは異なり、常に母親からの離脱という努力なしには成立も存続もしえないものです。こうした過程は、従来から言われてきたエディプス・コンプレックス（S・フロイト）の形成に先立って進行すると考えられています。

ところで、男性優位社会の建設や、歴史的・文化的に形成されてきた女性蔑視や女性禁忌などは、こうした不安に根をもっており、女性コンプレックスの裏返しと考えることもできます。

現在、同性愛や異性装嗜好が激増しているのは、男性優位社会の崩壊にともない、女性コンプレックスの抑圧に失敗し、男性性がぐらついている証左と言えるかも知れません。

（『仙台市デイケアセンターニュース』二四号、一九九一年）

六、ストレスとの上手なつきあいかた——医師・看護師の場合

医療や看護に携わるひとには、事務や製造業に携わるひととは質的に異なるストレスがあります。そのストレスは生きているひとを相手にするという仕事の性質から由来します。

対人サービスにおけるストレスの原因としてはつぎのようなことが考えられます。

①対象者の心身の状態がたえず変化すること。

②ひととの関わりには際限がなく、仕事の成果が見えにくいこと。
③対象者と適切なこころの距離を保つことが難しいこと。
④勤務が不規則であること。

このような仕事の特徴から、医療・看護に携わるひとには、つねに柔軟な対応や融通性が要求されることになります。

長期間にわたるひとを援助する仕事のために、心身が極度に疲弊し感情が枯渇し、理想・エネルギー・関心・思いやりなどが失われてしまう状態を「燃えつき症候群」と呼びます。

「燃えつき症候群」は、医師・看護師・教師などに多いとされています。

たとえば、医師の自死率は一般よりも高く、また診療科別にみると、精神科医がもっとも高く、産婦人科医や小児科医が低いという報告があります。

看護師の燃えつきは新卒三〜四年目に多く、さらに三〇年以上勤務の師長・主任クラスのベテランにも多いという特徴があります。

このような「燃えつき」を防げるかどうかは、職場において周りの人びとから情緒的に支えられている実感を持てるか否かにかかっています。

ストレスへの対処は、個人・家庭・職場のそれぞれのレベルに対応させて方策を編み出さねばなりません。

個人のレベルでは、ストレスに打ち勝つ最良の方法は、まず身体的健康を保持することです。適度の運動と慢性的な体の不調を抱えていては、いかなるストレス解消法も意味をなしません。

休養そして栄養のバランスをとることです。

つぎに、仕事や家庭の悩みを忘れて、何かに没頭できる時間を作りだすことです。没頭できることがらはひとによって異なるので、それを見い出す工夫は個人の努力によります。

家庭のレベルでは、各々が家族以外のひととの人間関係を膨らませていくことです。少子化、核家族化によって、家族の単位は小さくなり、家族同士の心理的距離は縮まり、密着の傾向にあります。そのことがかえって人間関係をぎくしゃくさせています。一方、家族外の人間関係はきわめて疎遠になりました。家庭の内と外をへだてている壁に風穴を開けて、家族外の人びととの交流の機会を増やしたいものです。そのことが、結果として家庭内の人間関係を円滑にします。

職場のレベルでは、仕事の配分の調整にくわえて、研修が効果的です。専門に偏らない広い視野と教養を養うには、研修の機会を多くすることが大切です。しばし、現場を離れて自分を振り返り、リフレッシュできるチャンスでもあります。(公立刈田綜合病院広報紙『ふれあい』四六号、一九九六年)

七、セルフウォッチング

(一)ストレスとこころの病気

こころの健康については関心が薄く、こころの病気は自分たちとはまるっきり関係のないことのように思われています。ここでは、こころの健康、こころの病気について少し考えてみたいと思います。

一九八五（昭和六〇）年十月に発表された労働省の「サラリーマン精神健康調査」によりますと、四〇台後半の男性で、管理職にあるひとがもっとも強くストレスを感じていることが浮き彫りになっています。

その結果、胃潰瘍・十二指腸潰瘍、不眠症、うつ病などの病気にかかっているひとが男性で五％前後、女性で三％前後となっています。

（二）軽症うつ病

近年サラリーマンの間でうつ病にかかるひとが多く、注目を集めています。しかも一昔前に比べ軽症のうつ病が増えているとも言われています。

①朝いつもより早く目がさめる。②朝起きた時、陰気な気分がする。③朝いつものように新聞・TVを見る気になれない。④服装や身だしなみにいつものような関心がなくなった。⑤仕事にとりかかる気になかなかなれない。⑥仕事にとりかかっても根気がない。⑦決断がなかなかつかない。⑧いつものように気軽にひとに会うことができない。⑨何となく不安でいらいらすることがよくある。⑩これから先やっていく自信がない。⑪「いっそこの世から消えたい」と思うことが最近はよくある。⑫テレビがいつものように面白くない。⑬寂しくて誰かに傍にいてほしいと思うことがある。⑭涙ぐむことが多い。⑮夕方になると気持ちが楽になる。⑯頭が重かったり痛んだりする。⑰性欲が最近は落ちている。⑱食欲も最近は落ちている。

軽症うつ病に出やすい症状をあげてみました（笠原嘉『朝刊シンドローム』弘文堂、一九八五年）。大半の症状が揃い、しかも一〜二週間続くようであれば、軽いうつ病を疑ってみる必要があります。多くの場合、その直前に心身の過労をもたらすような出来事に思いあたるはずです。

うつ病になったひとに、普段の元気なときの様子をうかがうとつぎのような答えが返ってくることが多いようです（同書より）。

①元気なときは働くのが好きだった。②やりだしたら徹底的にやらないと気がすまない。③責任感が強い。④義理を重んじる。⑤ひとに頼まれるとイヤとは言いにくい。⑥ひとと争うのは苦手。⑦気が小さい。⑧ひとにどう思われるかを気にする。⑨常識を大事にする。⑩極端なことをしない。⑪目立つことが嫌い。⑫熱しやすいところがある。⑬どちらかというと朗らか。⑭物を片づけるのが好き。⑮きれい好き。

周りのひとに良く気を使い、几帳面で責任感が強く、仕事熱心なタイプのひとにどうも多い傾向があります。こうしたタイプのひとは職場内の人間関係も良く、仕事も良くできるひとという評価を受け、比較的早い時期に管理職になっていきます。

管理職になるとますます仕事が増え、責任の範囲も広がってきます。リーダーシップも必要とされてきます。心身の過労は軽減することなく蓄積し悪循環を形成し、ついには疲れ切って挫折してしまうことになりかねません。

（三）セルフウォッチング

軽いうちに手当てをすれば、うつ病も比較的短期間で抜け出すことができます。まず自らのこころの健康状態、疲労の程度を冷静にふり返ってみることから始めましょう。体調と同時にこころの好調・不調を自己観察（セルフウォッチング）する習慣を身につけたいものです。

こころの不調を自覚した時は、仕事の量を減らし、対人緊張場面を避け、ストレスを取り除く工夫が必要です。信頼できるひとに悩みを打ち明けるとずいぶんと気が楽になるものです。

相談を受けたひとは、訴えを軽視せず親身になって耳を傾けることが大切です。「頑張れ」という励ましは禁物です。またアルコールの力を借りて発散させようと飲み会をもうけたりするのは逆効果です。飲めない酒に自ら手を出して何とか脱出をはかろうと試みるひともいますが、多くの場合、期待した効果はえられません。

この頃は、うつを吹き飛ばそうと酒を飲み出し、アルコール依存症にかかるケースも増加していますので注意が必要です。

うつから容易に抜け出せない時は、早めに専門医に相談しましょう。「くすり」の効果は、多くの場合、予想を上回るはずです。

そして、少し長めの休暇をとることも大切です。

職場復帰をあせると却ってうつ病が長びいたり、とり返しのつかない事態を招くことがあります。くれぐれもあせりは禁物といえましょう。

そして、一度つまづきを経験したら、思い切って自分のライフスタイルを変えてみることです。二度、三度とくり返さないための用心です。

（仙台市水道局『保健だより』十号、一九八六年）

第三章 こころのクリニック

一、インターネット依存症

インターネットの急速な普及にともない、寝食を忘れてネットにのめりこむ人びとがでてきました。ネットの仮想現実のほうに心地よさを感じ、現実の世界の人間関係には興味も関心も示さない人びとがいます。ネット上で解放された自分が本当の自分で、現実世界の自分は本来の姿ではないと錯覚しているのです。そうした人びとは、しだいに世間一般の常識からかけ離れ、非常識な行動を平気で取るようになります。人目をはばからず傍若無人な振る舞いにでるのは、目の前の現実をバーチャルと捉えているからです。

こうした人びとのうちの一部がときに精神科の外来を受診することがあります。些細な対人関係のつまずきから出社拒否となり、そのまま引きこもり、オンラインゲームに漬かりきりの元サラリーマン。育児を放棄してネットにのめりこんでいる主婦など。

彼/彼女らは睡眠と食事の時間まで削ってネットに没頭しています。夜中にコンビニに買い物に出る以外は、外界との接触がまったくありません。不思議なのはそうした毎日に、本人たちが不自然さを感じていない点です。

中国でもインターネット依存症の若者たちが増加し、軍隊式のリハビリ施設が作られたことが、TVで放映されたことがありましたが、治療成績は必ずしも芳しくないようです。インターネット依存症を作らないために、評論家の柳田邦男氏は「ノー・テレビデイ」「ノー・ゲームデイ」「ノー・ネットデイ」の創設を呼びかけています。

(『仙台市医師会報』五二五号、二〇〇八年)

二、PTSD

トラウマ、こころの傷、こころのケア……大きな事件や災害が起こるたびにマスメディアに登場し、すっかり馴染みの言葉となりました。

なかでも代表的な病名がPTSD(心的外傷後ストレス障害)と呼ばれるものです。

普段は遭遇することのない事故・犯罪被害・災害など、どんなひとにも衝撃をもたらすほどの強いストレスにさらされた場合に発症します。

症状が、外傷的な出来事に遭遇してから一ヵ月以上経っても出現するのが条件です。外傷的な出来事の直後に発症した場合はPTSDとは言いません。

①外傷的な出来事が繰り返し、想い起こされ、苦痛な夢やフラッシュバックとなって続いている。

②外傷的な出来事と関連のある刺激・場面を避け続ける。

③睡眠障害、集中困難、過度の警戒心、過剰な驚愕反応などの覚醒亢進状態が持続している。

そのために日常生活に大きな支障が出ていることが診断の基準とされています。

ところが、言葉だけがひとり歩きしているために、何でもかんでもトラウマ・ＰＴＳＤにしてしまう風潮が生まれており、医療の現場も司法の世界も大混乱に陥っています。

ＰＴＳＤとは、単なる精神的な後遺症という意味ではありません。

治療の目的のためにトラウマの定義を広く用いて、当事者の救済に役立てようとする姿勢が、裁判や労災請求の場でＰＴＳＤの病名が乱発される現状を生んでいます。

ＰＴＳＤの診断には厳密さと慎重さが求められています。

（仙台商工会議所月報『飛翔』二一〇号、二〇〇四年）

三、神経症

ノイローゼという言葉が定着したのはいつ頃からでしょうか。ノイローゼの日本語訳が神経症です。

神経症とノイローゼは同じものですから、神経症が軽い病気でノイローゼは重い病気などということはありえません。

また、神経症と精神病も基本的に異なります。神経症とは、正常なひとに起こる心理的な異常反応のことです。

不安神経症、ヒステリー、神経衰弱、強迫神経症、神経質など、さまざまな種類があります。もともと心配性で些細なことが気にかかるタイプのひとに、心理的なストレスが加わると不安が生じます。その不安を処理できないために、こころと体の両面にいろいろな症状が出てきます。発作的な不安がくりかえし襲って来る。体に故障がないのに、動悸や呼吸困難に襲われる。そのため、外出もままならない。気が遠くなって倒れる。一時的に別の人格に変わってしまう。しきりに手を洗ったり、何度も自分の行為を確認しないと気がすまない、などなど。

心的外傷後ストレス障害（ＰＴＳＤ）は、阪神淡路大震災や地下鉄サリン事件の被災者に出現して話題になりました。

神経症（ノイローゼ）という言葉は、わが国ではいまでもなじみが深いのですが、国際的には使われなくなりました。

不安神経症はパニック障害やストレス障害という用語に置き換えられました。ヒステリーは、身体表現性障害や解離性障害などに変更されました。

このような用語の変更には理由があるのですが、従来の神経症という言葉にも捨てがたい良さがあります。

（仙台商工会議所月報『飛翔』一五二号、一九九八年）

四、不眠症

精神科でもっとも多いのが「眠れない」と訴える患者さんです。年齢が高くなるにつれて「眠れない」ひとの割合は増えます。

じつは「眠れない」には、ふたとおりあるのです。はたからみてはよく寝ているのに、本人が眠れないと強く感じている場合と客観的にも眠れていない場合のふたつです。

前者を神経症性不眠症といい、後者を睡眠障害といって区別します。不眠症は神経症の一種です。

睡眠障害には、①寝つきがよくない、②夜中に目がさめる、③寝た気がしない、④朝早く目がさめる、の四つのタイプがあります。

高齢者や体が衰弱した状態で睡眠障害が長く続くと、夜中に悪夢でうなされたり、錯覚や幻覚がでてくるようになります。長期間お酒を飲み続けていても同じような症状が出ます。

日中、体と頭の両方を適度に使うこと、規則正しい生活を心がけることが睡眠障害の予防対策です。

睡眠薬については専門医に相談されることをお勧めします。

(仙台商工会議所月報『飛翔』九六号、一九九四年)

五、強迫

強迫とは、当人にとって非合理と判断されているにもかかわらず、ある考えがつきまとったり、ある行動をくり返さずにいられない状態を指しています。

強迫の特徴は、①ある思考や行為が随意的コントロールを越えて執拗に意識のなかに侵入する。②その思考や行為は自我異質的であって、好ましからざる、受け入れ難いものであり、不快、不安、恐れをともなうが、それにもかかわらず思考や行為は自我に属するものと知られている。③病者はこういった現象の無意味性、状況不適合性に悩み、その拘束力に抵抗しようとする強い要求をもつが、それにもかかわらず呪術的反復に陥らざるを得ない、点にあります（成田善弘：強迫症．土居健郎ほか編『異常心理学講座Ⅳ』みすず書房、一九八七年）。

強迫は神経症だけでなく、うつ病、統合失調症、境界例、てんかん、その他の脳器質性障害などさまざまな病態に出現します。

具体的な症状としては、①ある思考、言葉、心的イメージなどが本人の意志に反して意識に上ってくる強迫観念、②ガスの元栓や戸締りなどが完全かどうか気になり、再三確認せざるをえない確認強迫、③特定の人名、人物の顔、メロディーなどが浮かんできて、ふりはらうことができない強迫追想、④品物などが目につくと、数えずにはおられない計算強迫、⑤漢字や公式などの成り立ちまで遡らないと先に進めない詮索癖、⑥排泄物、菌などが不潔に思えて恐怖する不潔恐怖、⑦ナイフなどの尖ったものを見ると不安に襲われる尖端恐怖、⑧四とか九とかの特定の数字を不吉なものとして恐れる数字恐怖など、実にさまざまなものがあります。

しかも、強迫にともなう不安を取り除くために、種々の呪術的行為をともなうのが一般的で、これを強迫行為と呼んでいます。強迫行為にはおまじない、足踏み、手洗いといった比較的単純なものから、就眠儀式のように手の込んだ複雑なものまであります。

強迫性格の特徴としては、①暖かくやさしい感情を表現する能力に乏しく、ひどく紋切り型で生真面目で形式ばっている。②完全主義のため、とるに足らない細部にとらわれて、全体像を把握できない。③自己流のやり方に服従することを強要し、そのことが周囲にひき起こす感情に気づかない。④楽しみと人間関係を犠牲にしてまでも極端に仕事と生産性に献身する。⑤間違いをおかすことを過度におそれるために、決断を回避、延期して優柔不断となり、期限までに任務を遂行できない、などが指摘されています。

ある研究によれば（サルズマン『強迫パーソナリティ』みすず書房、一九八五年）、現代人にもっともポピュラーな性格が強迫性格であるともいわれています。（未発表）

六、恐怖症の時代

(一)エイズが怖い

原因の分からない病気、原因が分かっていても治療法の見つかっていない病気は怖いものです。かつて、ハンセン氏病や結核が極端に恐れられた時代がありました。いまでも、がんやエイズは治療法が確立していないため、恐怖の対象となります。

いつの時代にも、病気を恐れるあまりノイローゼとなり、理屈に合わない妄想を抱く人びとがいます。この頃は、がん恐怖症の患者さんは減って、代わりにエイズ恐怖症の患者さんが精神科を受診します。

ガールフレンドと初めての性交渉のあと、エイズにかかってしまったと思いこみ、勉強がまったく手につかなくなったA君。エイズ検査の結果を信用できず、保健所や病院を何か所も転々としたあげくに、精神科を訪れました。すっかり憔悴しきり、いかにもどこかに病気が潜んでいそうな雰囲気でした。

出張先で酔った勢いで女性と関係したB氏。出張から戻りしばらくして体調を崩したため、思い余って妻に打ち明けたところ、間もなく妻も体の不調を訴えるようになりました。夫婦二人して、エイズにかかったと強く思いこんでしまい、保健所で何度も検査を受けました。シロと言われても納得しないので、精神科に紹介されて来ました。二人とも前途を悲観して心中を考えるほど深刻な妄想に囚われていることが分かりました。

エイズが怖くて子どもを外に出せないCさん。子どもが外で転んで怪我をしたらエイズに感染するかも知れない。子どもの傷の手当てをしてくれる先生の指に傷があって、そこから感染するかも知れない。給食を作る調理場のひとの指に傷があって、食器についた血液を子どもが口にするかも知れない。彼女の不安は際限なく広がっていきます。そのような場面を想像するだけでCさんは、パニック状態になり、保健所や病院に確認の電話をいれます。応対した職員の片言隻句の違いに、さらに不安を募らせます。

いずれも、マスコミでさかんに取りあげられた病気が恐怖症の対象になります。その意味で、患者さんたちは時代を映す鏡とも言えます。

（『河北新報』一九九四年八月六日夕刊）

(二)コンピュータが怖い

コンピュータのソフト会社に勤めるD氏。この道一〇年のベテランです。残業につぐ残業が続いたある日、突然出社できなくなり、精神科の外来を訪れました。朝、起きようとしても体がいうことを利かなくなったのです。

コンピュータのプログラムを作る仕事は、三〇歳が定年ともいわれています。彼は、年齢的にもう限界かも知れないという不安と、いまさら営業の仕事に変われないという気持ちのあいだで悩んでいます。

一日中、コンピュータ作業に追われるキャリアウーマンのEさん。仕事が終わって帰宅しても、目の疲れや肩凝りがとれず、いらいらして、夜も寝つけなくなりました。睡眠薬代わりに飲みだしたお酒の量がしだいに増えてしまい、心配になって精神科を受診しました。彼女は、コンピュータ作業そのものには満足しており、少しも苦痛を感じていないのです。

OA化の進んだ職場でコンピュータやワープロ作業に従事しているひとは、コンピュータを導入していない職場のひとと比較して、何倍も精神的な不調を訴えるという報告があります。

しかも、コンピュータによるストレスの場合、コンピュータにはじめからアレルギーをもっていたひとではなく、抵抗感の少しもないひとのほうが、精神的に不調になることが多いのです。

このような現象は、テクノストレス症候群とかコンピュータ恐怖症と呼ばれています。はじめアメリカで話題になりましたが、近年わが国でも注目されるようになってきました。

パソコンにのめり込んでしまったF君。コンピュータゲームの世界のほうが、現実の世界よりも自分には本物らしく思え、信じられると告白します。そして、実際の人間関係はわずらわしいからと、まったく友だちを作ろうとしません。

精神の疲労は肉体の疲労のように目に見えないため、コンピュータの仕事に没頭すると、ついつい神経をすりへらしてしまう危険があります。さらに進むと、人間関係のあいまいさに耐えられず、仕事以外の活動やひととのつきあいに興味を示さなくなります。

(『河北新報』一九九四年八月十三日夕刊)

(三) 学校が怖い

学校に行きたいと思うのに行けない子どもたちがいます。朝になると、頭が痛くなったり、吐き気がしたり、お腹が痛くなったりと症状はさまざまです。休みはじめの頃は、学校の時間割りに合わせて自宅で勉強をして過ごしますが、しだいに昼過ぎまで寝ているようになります。それでも、下校の時刻が過ぎると少し元気になり、夕方から夜にかけては、朝の不調が嘘のように回復します。翌日の時間割りに合わせて学校の用意をして寝ますが、やはり朝になると起きることができません。

長期化すると、自室にこもりきりとなり、無理に登校させようとすると家族に暴力をふるうこともあります。

わが国の精神科医が、学校に行けない子どもたちに注目するようになって半世紀以上が過ぎました。学校恐怖症、登校拒否、不登校といろいろな診断名が使われ、いつの間にか病気として扱われるようになりました。休む理由がさっぱり分からないので、母親の育て方が悪い、家族関係に問題がある、いや学校でいじめにあったのが原因だなどとさまざまに論じられました。なかには、食事の偏りが原因であるとか、染色体の異常が原因であるとか主張する学者まで飛びだす始末です。

しかし、母親の育て方や家族関係が、登校している子どもたちと登校していない子どもたちのあいだでとくに差があるわけでもありません。あるひとつのシステムに適応できるのは、たかだか二〇~三〇%の人間といわれています。

学校というシステムも同じことです。適応できない人間がいて当然です。むしろ学校というシステムに乗らなければ、同じ年代の子どもたちと接触できないところに現代の悲劇があるのです。いまは学校という巨大なシステムの網が、家庭から社会のすみずみまではりめぐらされています。身動きがとれないでいる子どもたちの姿は、学校というシステムにいじめられているようにさえ見えてきます。

そうした疑問を抱きながらも、目の前で苦しんでいる子どもたち一人ひとりについては、とりあえずの解決を図らなければなりません。精神科医としての迷いはこれからも続きそうです。

（『河北新報』一九九四年八月二十日夕刊）

（四）会社が怖い

G氏。会社きっての切れ者と言われ、同期の誰よりも早く、現在の課長のポストにつきました。

その彼が、月曜の朝が怖くて日曜の夜は決まって眠れない状態が続くようになりました。週末は何の支障もありません。どうやら月曜の午前に定例的に開かれる会議が精神的な負担になっているようです。

この頃は、社員のメンタルヘルスに配慮して、会議を週の半ばや後半に開くように工夫している会社もあります。

仕事で燃え尽きてしまったH氏。H氏の会社は不況とは無縁で、事業の好調な伸びが続いています。上司はつぎからつぎと彼のところに新しい仕事をもち込んできます。元来が、仕事熱心で、しかもミスが少ない彼は、上司から絶大な信頼を寄せられています。そのことを知っているので、彼は仕事の量が多すぎると思っても断ることができないのです。慢性的な疲労が重なって、とうとう彼は会社に出ることができなくなり、精神科の門を叩きました。

真面目、几帳面、仕事熱心、責任感旺盛、完璧主義、気配り上手な反面、融通がきかない、とりたてて趣味がない、息抜きが下手、そんなタイプのひとが出社拒否におちいるようです。

会社に出社できないサラリーマンとは反対に、なかなか帰宅できないサラリーマンも増えています。残業と称していつまでも会社に居残ったり、パチンコ店、喫茶店、居酒屋などで時間をつぶし、妻や子どもが寝静まったころを見はからって帰宅する一群のひとたちです。

生真面目で要領が悪く、仕事以外に趣味もなく、帰宅しても自分の居場所がないひとたちです。会社では、それまでの同僚や後輩に出世の先を越され、給料もあがりません。家に帰っても、出世や収入のこと、酒や煙草のことをうるさく言う妻が待っているだけです。最近では、子どもまでが妻と一緒になって、彼を無視するようになりました。社宅に住んでいたりすると、ストレスはさらに高まります。

サラリーマンに見られるこのような現象を、「帰宅恐怖症候群」と名づけた精神科医がいます。

（『河北新報』一九九四年八月二七日夕刊）

（五）不潔が怖い

清潔に対するこだわりは、国により、時代により、個人により大きく異なります。現代の日本人ほど不潔を嫌う国民はいないのではないでしょうか。若者たちが毎朝髪を洗うのは、いまや日常的な光景となりました。不潔へのこだわりが異常か正常かは、個人の生活に支障をきたすほど高度か否かで判断されます。

いつもトイレをつまらせるI君。小さい頃から潔癖症の傾向がありましたが、高校に入ってから度がすぎるようになり、精神科を受診しました。彼は、トイレに入るたびに、衣服を全部脱いで全裸になります。ペーパーをロール一本使い、しょっちゅうトイレをつまらせてしまいます。しかもトイレから出た後、シャワーを浴びずにはいられないのです。したがって、自宅以外では用を足すことができません。

青年男子に認められる不潔恐怖症の背後には、性的発達の歪みがかくされています。

夫と子どもを巻き込むJさん。彼女は、夫の転勤をきっかけに専業主婦となりました。ある時、部屋にダニが発生し、それ以来、汚れが気になりだしました。たえず手を洗い、洗濯をしていないと気がすまない状態となってしまいました。

不潔恐怖の対象はしだいに広がり、子どもが帰宅すると玄関ですべてを着替えさせ、冬でもシャワーを浴びさせます。夫に対しても、玄関で靴下を脱がせ、腕時計や眼鏡をはずさせ、決まった部屋で服の着替えを要求します。夫が手を洗わずに触れたものは、すべて除菌クリーナーで拭いてまわります。夫の下着は煮沸消毒したあとでないと洗濯できないのです。ところが不思議なことに、自宅を一歩出ると不潔はまったく気になりません。

彼女に対しては、薬の処方にくわえて、積極的に外へ出ることを勧めました。「外出療法」とは、彼女がつけた言葉です。

既婚女性にみられる不潔恐怖症の深層心理には、夫や子どもの世話のために、女性としての自己実現が妨げられていることについての不全感が潜んでいます。(『河北新報』一九九四年九月三日夕刊)

(六)他人が怖い

人間は言葉をもつ唯一の動物ですが、言葉よりも表情や素振りに対してとても鋭敏な感覚をもっています。言葉は信用できないが、態度は信用できると思いこんでいるところがあります。そのためか、自分に対する他人の態度はとても気になります。相手から嫌われているのではないかという不安がつねに心を去りません。

自分の視線が気になるJ君。失恋のショックからようやく立ち直りかけたころ、彼はまわりの友人たちの態度が急によそよそしくなったことに気づきました。彼が友達の会話に交じると、途端に座が白けるのです。皆がいっせいに自分をみた後、それぞれ不自然に視線を逸らします。どうしてなのかさんざん考えたあげく、彼は自分の視線が他人に不快な感じを与えているに違いないと思いこんでしまいました。そのために、学校に行くこともできなくなり、悩んだすえに眼科を受診しました。もちろん眼の働きに異常はありませんでしたので、精神科に回されてきました。

このように、自分の視線や顔の形が他人に嫌な感じを与えていると妄想的に思いこむ青年たちがいます。また、自分から嫌な臭いがもれていて、そのために他人から嫌われていると思いこむ青年たちもいます。女性よりは男性に多く、失恋や受験の失敗などがきっかけとなることがあります。

他人の視線が気になるK君。「街を歩くと皆が自分に注目している」「ひそひそと自分の噂をしている」「通りすがりのひとが自分にあてつけて非難する」「自分を非難する声は、自室に戻ってからも聞こえてくる」「自分の行動が逐一見張られている」などの訴えで、両親に連れられて精神科を受診しました。

ここまでくると、単なる対人恐怖ではすまされません。もっと深刻な精神病のはじまりの症状であることが多いのです。こちらは男女差はありません。この精神病は、一〇代のおわり頃から、三〇歳頃までの青年期に好んで発症します。

噂や非難の中身は、本人だけが知っていて他人に触れられたくない恥ずかしいことがらであるというのが特徴です。

（『河北新報』一九九四年九月十日夕刊）

（七）肥満が怖い

ダイエットをきっかけに食事が喉を通らなくなったＬ子さん。Ｌ子さんは、学校で級友にデブと言われたのを気にしてダイエットを始めました。順調に体重が減っていくのを喜んでいたところ、いつの間にか食事を受け付けなくなってしまいました。無理に食べようとすると吐き気に襲われます。どんどん痩せて今は体重が三〇kgを切ってしまいました。生理も止まりました。ところが、気分は爽快で、太っていた頃よりも却って元気なのです。心配した母親に連れられて来院しました。彼女は几帳面、完全主義の性格で、成績も優秀です。もともと料理が大好きで、今でも手の込んだ料理を作っては、家族にふるまいます。もちろん、自分では食べません。

Ｌ子さんのように食欲不振、極端なやせ、無月経などを示す病気を神経性無食欲症あるいは思春期やせ症といいます。もっぱら若い女性に現れ、男性例はきわめて稀です。飽食の時代と言われ、飢えや栄養失調の心配がなくなった時代に、このような病気が多くなってきました。

なかには、拒食症状ではじまり、しだいに過食症状を示す患者さんもいます。むさぼるように食べ物を口に運び、食べるとすぐに嘔吐したり、下剤や利尿剤を大量に使います。家族と囲む食卓ではほとんど食べることができないのに、かくれてひとりでなら際限なく食べ、残飯をあさったりすることもあります。過食の時期には気分がふさぎ、不活発となり、外出もしなくなります。

このように食行動に異常があるので、最近は摂食障害という診断名が使われるようになりました。心理的背景として、成熟への拒否が古くからいわれてきましたが、それは単純に生物学的な意味ではありません。社会において女性が負わされている性役割への嫌悪が潜んでいるものと考えられます。

また、この病気の患者さんの家庭では、食事への過度なこだわりや暖かさの欠けた食卓などが認められることがあります。患者さんが拒否しているのは、食卓の場面によって象徴される家族関係そのものであるということもできるのです。

（『河北新報』一九九四年九月十七日夕刊）

（八）認知症が怖い

アメリカのひとがもっとも恐れている病気は、エイズではなくアルツハイマー病であるというニュースが伝わってきて久しくなりました。高齢社会を迎えたわが国でも、にわかに高齢者の健康問題がクローズアップされてきています。なかでも認知症高齢者の増加は社会問題とされ、マスコミの取り上げない日はないと言っても言い過ぎではありません。

仙台市は二度にわたる実態調査に基づき、平成五年に仙台市立病院に老人性痴呆疾患センター（現、認知症疾患医療センター）をオープンさせました。また、平成六年六月からは、専門的な診断のための病室も整備しました。センターには、認知症の高齢者や認知症の疑われる高齢者が連日診察を受けにみえます。

ところが、若いひとで、客観的には認知症ではないのに、自分で認知症と思いこみ、ノイローゼ状態になって受診するひとが出てきました。

もの忘れが気になって来院したM氏。身近に認知症の高齢者を見てきたM氏は、まだ四〇代ですが、この頃自分のもの忘れが心配になってきました。二～三年前から車の鍵の置き場所をちょくちょく忘れたり、同僚から頼まれた仕事のうちのひとつを失念したりするようになったのです。周りからは異常を指摘されてはいないのですが、「自分の脳が萎縮しているような気がする」「アルツハイマーかも知れない」と思い悩んで老人性痴呆疾患センターに予約しました。

初診の際、一見して正常と思われましたが、念のため認知症のスクリーニングテストを行い、頭のCT写真を撮りました。テストは満点で、CT写真にも異常は認められませんでした。「大丈夫」と太鼓判を押したつもりでしたが、ご本人は少しも嬉しそうでなかったのが印象に残っています。私は、カルテに認知症恐怖症と書き入れました。

認知症という病名がポピュラーになるにつれて、病名だけがひとり歩きを始めています。加齢にともなう生理的なもの忘れと認知症という病気とが混同されて、人びとの間に認知症に対する恐怖心が蔓延しているのです。

(『河北新報』一九九四年九月二十四日夕刊)

(九)死が怖い

死が怖いのは、だれしも同じことです。しかし、今回取りあげるパニック障害の患者さんの場合、その不安はきわめて具体的で、非常に切迫しています。

ドクターショッピングの末に精神科を受診したN氏。働き盛りのN氏は、週に何度か出張の入ることが珍しくありません。ある日の出張のおり、車の中で、突然、呼吸困難の発作に襲われました。動悸がし、胸が苦しくなり、手足がしびれ、全身に脂汗が滲む感じがしました。「このまま死んでしまうのではないか」という恐怖と「このまま死んではいられない」という思いが目まぐるしく交錯したと言います。必死の努力で、近くの病院に辿り着き、心電図その他の検査を受けました。内科的には、どこにも異常がないということで帰されました。

それ以来、「また発作が起こるのではないか」という不安が、片時も離れません。何軒も病院を変えて検査をしてもらいますが、異常は見つかりません。ある日、今度は会社のなかで、同様の発作に襲われました。上司の勧めもあって、大きな病院で精密検査を受けましたが、やはり異常はありませんでした。しかし、車に乗ることも怖くなり、仕事の意欲も湧かなくなってきたため、とうとう精神科を受診しました。最初の発作からすでに一〇ヶ月が経過しています。

過労やストレスが重なると、最初のパニック発作に襲われます。発作は激越で、死の恐怖や、発狂の恐怖をともないます。それ以降、発作の不安が絶えずつきまとって離れなくなります。しかも、不安感が募ると、再び発作に襲われるという悪循環に陥ります。そのために、救急病院に駆け込む患者さんが少なくありません。

昔は、心臓神経症とか不安神経症とか呼ばれていましたが、現在は国際分類でパニック障害と統一されました。

もちろん、心臓その他の器官に異常のないことが確認されて、はじめて診断されます。「死に至る病ではない」ことが、体で納得できれば発作はしだいに遠ざかります。

(『河北新報』一九九四年十月一日夕刊)

（十）恐怖の意味

ここでは恐怖症についてまとめておきます。

恐怖や不安は、誰でもが経験する、ごく普通の感情です。恐怖は対象がはっきりしているのに対して、不安は漠然としているという違いがあります。

恐怖症とは、たいがいのひとならそれほど怖がらないことに対して、極度に恐れる状態をいいます。しかも、本人自身が、そのように怖がることは理屈に合わないということを重々知っていながら、自分の意志で抑えることができないという特徴をもっています。その意味では、そのひと個人にしか分からない特有の苦しみとも言えます。

恐怖症にはたくさんの種類があります。刃物や先の尖った物、不潔を恐れるのは接触恐怖症と言います。赤面恐怖、視線恐怖、醜形恐怖などの対人恐怖症では、青年期に特有の自意識過剰が背景にあります。梅毒恐怖、がん恐怖、エイズ恐怖などは、疾病恐怖症と呼ばれ、恐怖の対象は時代とともに変化します。

広場恐怖と高所恐怖や閉所恐怖は同類のものです。また、ある動物を極端に怖がる場合、本当に恐れているものは別にあって、それが動物に置き換えられていることもあります。

そのほかに、ひとつのものに対する恐怖ではなく、さまざまな不安が一度に襲ってくるパニック障害があります。

恐怖には、生まれつき備わっている部分と、学習によって身についた部分と、両方あります。恐怖は、煎じつめれば、死の恐れと狂気の恐れに行き着きます。自分が消えてしまうこと、自分が自分らしくなくなることに対する根源的な恐れです。すなわち、恐怖症のひとが恐怖しているのは、「自分を自分でコントロールできなくなること」ということができます。

したがって、恐怖症のひとに出てくる症状は、そのひとが、ぎりぎりの限界状態にいることの警告であり、そのひとが、本当にだめになってしまわないように防衛する働きをしているのです。

（『河北新報』一九九四年十月八日夕刊）

七、統合失調症

統合失調症は、青年期に発病する代表的な精神病です。発生頻度は〇・七％で、躁うつ病やてんかんなどよりもはるかに高い割合で出現します。元来の気質・養育環境・状況・心理的ストレスなどが複雑に絡み合って発病すると考えられており、遺伝を重視する見方は過去のものになりつつあります。

発病の初期には、統合失調症に特異的な症状は認められず、思考力や記憶力の低下、頭重・頭痛、倦怠感、疲れやすさ、不眠などの神経衰弱状態を呈します。

急性期には、統合失調症に特有の閉じこもりと幻覚や妄想が現れます。現実の世界との接触を避け、自分だけの孤独な世界に浸るようになります。自分を非難する内容の幻聴が聞こえ、被害的な内容の妄想が出現します。

思考のまとまりが悪くなり、自分の考えが広まっている（思考伝播）、自分の考えが周囲のひとから分かられる（考想察知）、他人から考えを操られる（作為思考）などと考えるようになります。また、意欲が低下して無為に過ごし、情緒も不安定で些細なことで興奮しやすくなります。周囲の人間がみんなぐるになって、自分をおとしめようとしていると考え、対人関係がうまく行かなくなります。傍からは、ときにひとり笑いやひとり言が観察されることもあります。

統合失調症の経過は、ひとにより異なり、短期間に寛解する場合もありますが、なかには再発をくり返しながら慢性の経過をたどる場合もあります。

慢性期にいたると、幻覚・妄想などの活発な症状は影をひそめ、感情の平板化、意欲の減退などが目立つようになり、思考の中味も貧困になり空疎になっていきます。

現在、統合失調症の治療は、薬物療法、精神療法、社会療法（リハビリテーション）の三つを組み合わせて行われています。急性期を過ぎても、再発を予防する目的で、長期間服薬を続ける必要があります。精神療法には、個人で行うもの、集団で行うもの、家族ぐるみで行うものなどがあります。最近では、リハビリテーションを実施する病院や施設が各地に増えつつあります。

（仙台市医師会監修『ハロードクター』五十二号、一九九六年）

八、心のリカバリー――現実受け入れ再出発を

こころの病いから立ち直ることをリカバリーと呼びます。日本語にすれば回復ということになりますが、回復という言葉が、病いをする前の何事もなかった状態に戻るニュアンスであるのに

対して、リカバリーという言葉は病いを体験した後に、新たな人生を生きること、すなわち再生を意味します。

そのような考え方の転換をもたらしたのは、統合失調症を病む人びとが症状を持ちながらも、地域でそのひとらしい意義のある人生を前向きに送っている姿からでした。

二〇一一年二月に仙台国際センターで開かれたNHKハート・フォーラム「統合失調症を知る」に登壇した統合失調症の当事者の体験談は聴衆に深い感銘と共感と勇気を与えました。

当事者たちは専門家に対して、リカバリーの観点からつぎのことを望んでいます。①当事者の人生に希望を与えること。②当事者に有効で最適な治療と支援を提供すること。③当事者が苦しみの意味を見出す営みを手助けすること。④対等なパートナーとしてつきあうこと。⑤当事者の権利を守ること。⑥当事者を家族や地域社会につなげること。

こころの病いが治るということを、症状が取れて病気をする前の状態に戻ることだと長いあいだ思い込んできた精神医療関係者にとっては、考え方の修正を迫られる時代になりました。

あるひとはリカバリーを、自分の態度・価値・感情・目標・生活技術と役割を変えるきわめて個人的な自己変革の過程であり、それは病いによってもたらされたさまざまな制限を受けながらも、希望を持ち有益な生活を送る生き方であると述べています。

またあるひとは、精神に障害を持ったことによって、権利・役割・責任・自己決定権・可能性・人びとからの支援などさまざまなものが失われたり奪われたりしますが、当事者自身がそれらを乗り越えて再生・再構築していくプロセスこそがリカバリーであると言っています。

いずれにしろ、リカバリーとはこころの病いという恐慌体験をしたひとが、多くのひとの援助に支えられながら、人生に新しい意味と目的を見いだす復権の旅なのです。

したがって、症状や生活機能の改善の程度にかかわらず、家族・友人と一緒に時間を過ごし、薬とともにストレスに対処する具体的な方法を学んで症状をコントロールし、意味があり満足できる生活を築き、喜びや悲しみなどの気持ちを当たり前に体験しながら暮らすことこそがリカバリーということになります。

リカバリーは、精神に障害を持ったひとにとっての社会的リハビリテーションの最終ゴールとも言えます。

さて、このたびの東日本大震災は多くの人びとのこころに深い哀しみと傷跡を残しました。悲劇の様相は一人ひとり異なりますが、この悲惨な体験を記憶から消し去って、なかったことにすることはできません。

再出発が図られるためには、私たちのこころに刻まれた体験をありのまま自らの経験として受け止めることがスタートになります。

起きてしまった現実を否認し続け、失ったものを数えあげ、大震災を体験する前の自分に戻りたいと考えるかぎり、再出発は訪れないことになります。

大震災によってもたらされた哀しみからの再生には、こころの病いにおけるリカバリーと同様の考えが当てはまるのではないでしょうか。

（『河北新報』二〇一一年六月十九日朝刊）

第四章 うつ病

一、気分障害

かつては躁うつ病という言葉が用いられていましたが、現在は国際的に気分障害と統一されました。その理由は、外に表われる感情ではなく、持続的な内的な情動、つまり気分が障害されるからというわけです。

気分の障害には、うつの状態と躁の状態とがありますが、圧倒的に多いのは、うつの状態です。朝なかなか床から離れられず、食欲もなく、何をするのもおっくうになります。夜は良く眠れず、しかも朝早くに目が覚めてしまいます。

また、決断力が鈍り、行動が緩慢となり、笑顔が消えて表情が乏しくなります。しだいに考え方が悲観的、絶望的となり、些細なことで悲しくなったり、他人に迷惑をかけていると思い込み、死を願ったりするようになります。

うつの状態は心の症状のみならず、体の症状も伴いますので、体の病気と勘違いされることがあります。食欲不振、体重の減少、便秘、全身のだるさ、頭痛、性欲の減退など多彩な症状が同時に出ます。

さまざまな体の検査で異常が見られないのに自覚的な症状が改善しない場合には、一度気分障害を疑ってみる必要があります。

なお、うつの状態と正反対の躁の状態は一般に考えられているほど多いものではありません。気分障害の治療の要諦は、十分な休養と薬物療法にあります。気分を調節する薬として、安全で効果の確かめられたものがいくつもあります。

そうした薬を用いて、良質の睡眠をとることが治療の第一歩となります。

（仙台商工会議所月報『飛翔』一二八号、一九九六年）

二、うつ病もどきの氾濫

（一）うつとうつ病

うつは状態を表し、うつ病はひとつのまとまりを持った疾患をさします。うつ病には必ずうつが症状として出現します。しかし、うつは健康なひとにも出現しますし、うつ病以外のさまざまな精神疾患にも出現しますので、うつがあるからうつ病というわけではありません。うつが現れる代表的な精神疾患としては、神経症性障害、パーソナリティ障害、症状性を含む器質性精神障害、精神作用物質による精神障害、統合失調症、摂食障害などがあげられます。

今日、うつとうつ病の混同が起きており、うつ病概念の拡散が精神医学領域のみならず、社会一般に大きな影を落としています。この混乱は一九八〇年代以降に導入された操作的な診断基準によってもたらされました。操作的な診断基準はうつ病の原因を問わず、経過を斟酌しないため、ある時点において一定のうつ症状を認めればうつ病と診断されてしまいます。したがって、各種精神障害にともなううつ症状も容易にうつ病と診断されてしまい、境界が不鮮明になっているのです。

その結果、将来推計によると、うつ病が二〇二〇年には虚血性心疾患についで第二位になるなどと予想される始末になっています。

(二)軽症うつ病

医療機関を訪れるうつの患者さんは増えていますが、典型的なうつ病(うつ病エピソードまたは大うつ病性障害)がとくに増えているわけではありません。近年増加が著しいのは、軽症うつ病と呼ばれる現代型うつ病です。そこから「うつはこころの風邪」などというキャッチフレーズが生まれました。しかし、軽症が必ずしも簡単に治ることを意味しません。軽いけれども慢性化し、抗うつ薬になかなか反応しないのが現代型うつ病の特徴です。新しいタイプのうつ病は典型的なうつ病とは大きく異なります。

現代型うつ病の特徴は、①パーソナリティ要因が発病に深く関わっており、依存的で、他人の言動に過敏に反応し、社会規範を守る意識に乏しい傾向が目立ちます。②発病の契機がはっきりしないことがあります。③仕事や学業は手につきませんが、趣味やアルバイトには精を出します。

④過眠・過食を呈し、慢性的な疲労を訴えます。

さらに、SSRI（選択的セロトニン再取り込み阻害薬）やSNRI（セロトニン・ノルアドレナリン再取り込み阻害薬）などのいわゆる第三世代の抗うつ薬が登場し、使い勝手の良さから一般医の処方が増え、うつ病治療の裾野が大幅に広がりました。そのことがさらにうつ病の診断を増加させる一因ともなっています。気分変調性障害、気分循環性障害や場合によってはパーソナリティ障害のひとにもSSRIやSNRIが処方されており、保険請求上の病名としてうつ病が使われる結果、統計上はますますうつ病がふえるということになっています。

（三）メランコリー親和型うつ病という神話

テレンバッハの『メランコリー』が翻訳紹介されたとき、その記載がわが国の臨床家の実感にきわめて良く合致したために「メランコリー親和型うつ病」は世界共通の病像であると私たちは錯覚してしまいました。加えて下田光造の「執着気質」との類似性も論じられたりして「メランコリー親和型うつ病」は時代を超えた普遍的な概念であると私たちは勘違いをしてしまいました。

今となって振り返ってみれば「メランコリー親和型うつ病」は、第二次大戦後、勤勉を国是としてめざましい復興を遂げた日本とドイツに特有の臨床像だったことが判明しました。しかもその概念の有効な射程距離が、復興期から高度経済成長期にかけてまでであったことも明らかとなりました。

現代のわが国では、地域共同体の解体が進行して人間関係が疎遠となり、他方で家族共同体が有していた諸機能が外注化されて、生老病死という共に悲しむ体験が家庭の外に押し出されてしまいました。若者たちは、家庭内において根源的な悲しみを体験することがなくなり、深い共感性を獲得することがないまま成人に達しています。高度経済成長の結果、モノは豊かになりましたが、心のふれあいがなく、非寛容で幸せを実感できない社会となりました。また、インターネットの普及により真偽不明の情報も氾濫しています。わが国の社会にグローバル化という名のアメリカ化が進行しました。そのことと相即不離に、かつてアキスカルが唱えていた「気分変調症」に良く似た病像のうつ病が蔓延してきたというわけです。新しいタイプのうつ病は「メランコリー親和型うつ病」とは大きく異なります。

(四)現代型うつ病

いわゆる現代型うつ病には、たくさんの種類の亜型が含まれており、さまざまな呼称が提案されています。なかでも、逃避型抑うつ(広瀬)、気分変調症(アキスカル)、ディスチミア親和型うつ病(樽味)などが代表的なものです。

逃避型抑うつは、過保護な養育を受けた二〇代、三〇代の若者に多いとされています。完全主義の傾向があり、要求水準は高いのですが努力をしないなどの性格特徴を有します。発病前の社会適応は一見良好で、エリートサラリーマンに多くみられます。窮地に追い込まれると逃避型行動やヒステリー症状を呈します。症状は選択的抑制を示し、本業の仕事以外の場面では積極的に行動します。抗うつ薬には反応しません。

気分変調症は二年以上続く軽症かつ慢性のうつ状態です。発病には性格因が大きく関与します。性格傾向によって、抗うつ薬に反応するタイプ（依存的・演技的）と反応しないタイプ（消極的・厭世的）の二群に分けられます。陰鬱・不快な気分に加え、不眠・過眠、過食、慢性的な疲労、などを呈し社会的ひきこもりとなります。

また、ディスチミア親和型うつ病は、青年層を中心に、もともとそれほど規範的ではなく、むしろ規範に閉じこめられることを嫌い、仕事熱心という時期が見られないまま、常態的にやる気のなさを訴えてうつ状態を呈する人びとのことを指しています。ディスチミア親和型うつ病では抑制よりも倦怠が強く、自責や悲哀よりも、漠然とした万能感を保持したまま回避的行動をとる、輪郭のはっきりしないうつであるとされています。

こうした若者が輩出するようになった社会文化的背景について、樽味は「秩序や役割への愛着と同一化が極度に薄く、逆にそういった枠組への編入が『ストレスである』と回避されるような、『個の尊重』を主題として育った世代が、社会的出立に際して呈する『うつ』の症候学的特徴ではないか」と述べています。

（五）現代型うつ病の治療

うつの程度はそれほど重篤ではないのに、職場復帰を果たせないでいる若者たちのなかに現代型うつ病が確実にふえています。現代型うつ病は一般に抗うつ薬に反応せず慢性化する傾向があります。長引く現代型うつ病に対して、典型的なうつ病に対する場合と同じように、たんに休養を勧めると疾病利得がもたらされ、かえって社会参加が遠のくことになります。したがって、現代型うつ病の治療には、薬物にくわえて、認知行動療法を主とする精神療法や職場復帰支援のデイケアに参加させるなどの方策が必要となります。

（宮城県精神保健福祉協会広報誌『心とこころ』四八号、二〇一〇年）

三、高齢者のうつ病

うつ病はどの年代にもみられる病気ですが、年齢が高くなるほど増加します。

脳の老化に加えて、さまざまな環境の変化が関係しているものと考えられます。たとえば、退職によって社会的な役割を失うこと、肉親の死や子どもの独立によって孤独になることなどです。

内科的な病気も、うつ病の発生におおいに関係します。パーキンソン病、狭心症、心筋梗塞、糖尿病、高血圧、胃潰瘍、慢性膵炎、癌などはうつ病をともないやすい病気です。

また高齢者は、手術や入院だけでもうつ病になりますし、入れ歯が合わなかったり、怪我や風邪などの軽い病気でもふさぎ込んでしまいます。

うつ病というのは、気分がすぐれず、考えたり行動するのがおっくうになる病気です。ほとんど全例に不眠をともないます。

とくに高齢者の場合はつぎのような特徴があります。

㈠不安感・焦燥感が強い
いらいらやあせりが強く、じっと落ち着いていることができず、ときに興奮することもあります。
㈡妄想が激しい
重大な過ちをおかしてしまったという妄想、治らない病気にかかってしまったという妄想、経済的に立ちゆかなくなったという妄想などがみられます。
㈢体の不調を訴える
内科的な病気がないのに、頭のしびれ、頭痛、頭重、口・喉の不快感、便秘、頻尿、排尿困難など全身にわたる不調を訴えます。
㈣認知症のようにみえる
動作が鈍くなり、考えもとどこおりがちになるので、認知症のようにみえる場合があります。本当の認知症と区別して「仮性認知症」とも言います。
㈤意識の障害をともなう
高齢者のうつ病では意識がにごりやすく、錯覚や幻覚がくわわる場合もあります。

ところで、若いひとに比べて、高齢者のうつ病は長引きやすく、くり返しやすい傾向があります。しかし、最近のうつ病に対する薬物療法の進歩にはめざましいものがあります。年のせいとあきらめてしまわずに、ぜひ専門医に相談されることをお勧めします。

（仙台市医師会監修『ハロードクター』四二号、一九九三年）

第五章
脳の老化とこころの老化

一、こころの老化

人間の老化がどうして生じるのか、本当のところはまだ解明されていません。生まれると同時に老化は始まるのだと極論する学者もいます。

中年にさしかかると、私たちは体の老化を自覚します。体力の衰え、視力の低下、肌のしみなど、いずれも体の老化のサインです。

さらに、度忘れ・もの忘れもときおり生じてきます。脳の老化が始まったサインと言えます。歳をとれば皆、認知症になると、一部に誤解されていますが、六十五歳以上の高齢者の十五％しか認知症にはなりません。言い換えると、百人のうち八十五人は、脳の働きが健康な高齢者と言うことになります。

体の老化と脳の老化は誰にも平等に起こりますが、年齢が高くなればなるほど、老い方に個人差が出てきます。年齢を感じさせない潑剌とした高齢者に遭遇することも稀ではありません。

人間の老化は体の老化と脳の老化の二つだけでは説明できないことが分かります。もうひとつ、こころの老化というものを考える必要があります。

こころの若さを保つこつは、つねに新しいことに挑戦する勇気と好奇心を持ち続けること、そして、何か没頭できるものを持ち、夢中になる時間を過ごすことだと言われています。

新しいことへの挑戦と没頭は、子どもの特権でもあります。長寿者にお会いすると、子どものような茶目っ気を感じるのはそのためかも知れません。

（仙台商工会議所月報『飛翔』一一六号、一九九五年）

二、高齢者に多いこころの病気

（一）心気

実際には病気でないのに、あるいは大した病気でないのに、つねに病気を恐れ、過度に心配する状態を心気といいます。

高齢者では、特定の病気を恐れるというよりも、健康について何となく不安をもつといったほうが適切な場合が多いようです。

一見どうでもよいようなこと、たとえば便通などがしばしば不安、苦悩、とらわれの対象になります。

(二)不安

高齢者の不安にはいくつかの特徴があります。かりたてられる、じっとしていられない、いらいら、そわそわするという感じから、焦燥、もだえ、もがき、さらに強まると、展転反側、胸をかきむしる苦悶状態を呈します。

自律神経の障害(頻脈、血圧亢進、呼吸困難、口渇、食欲不振、便秘、尿意頻数など)が加わると、さらに不安を強めることになり、不安と自律神経障害との悪循環が生じます。

(三)妄想

年をとると疑い深くなり、いろいろな妄想をもちやすくなります。とくに被害妄想、嫉妬妄想、心気妄想をもちやすくなります。

幻覚を伴うこともあり伴わないこともありますが、幻覚を伴うときは幻視・幻聴のことが多いようです。

(四)うつ

加齢とともに、憂うつな気分に陥りやすくなり、うつを示すひとが多くなります。高齢者のうつは、気分が憂うつになるだけでなく、強い不安を伴います。また、妄想ももちやすくなり、内臓が無くなってしまったとか、財産が無くなってしまったとか、自分は罪を犯してしまったなどと思い込むようになります。

一見認知症のように見える場合があるので、専門医の診断を受けることをお勧めします。

（五）強迫

本人の意志にかかわらず、あるいは本人の意志に反してさまざまな考えや感情が浮かんできて、打ち消しのために決まりきった行動をとらないと気がすまない状態をいいます。

高齢者では、浮かんでくる考えの内容が、病い、死、自死などである場合が多いという特徴があります。

ちょっとしたことで大げさに泣き、笑い、しかも自分の意志のコントロールが効かない状態もしばしば起こります。

そのほかに、高齢になればなるほど、些細なことで意識がくもりやすく、せん妄を起こしやすくなります。

また、わが国の高齢者の自死率は青年を上回っており、体の病気、家庭不和、孤独などが引き金になっています。

このように、老年期になると認知症だけではない、さまざまなこころの病気にかかりやすくなります。

本人ひとりだけであるいは家族だけで悩んでいないで、早い段階で専門医に相談されることをお勧め致します。

（仙台市医師会広報誌『健康だより』五九号、一九九三年）

三、せん妄

「せん（譫）妄」とは耳慣れない言葉ですが、手術の翌日に「もうよくなったから家に帰る」と言い出して点滴を抜いたり、真夜中に「天井にたくさん蜘蛛が見える」などと大騒ぎをしたひととの話は聞いたことがあると思います。

手術の後や内科的な病気が悪化したときに、興奮したり、幻覚や妄想を体験することを「せん妄」と言います。あとから本人に聞いても覚えていませんので、意識の障害があることがわかります。

また、入院直前まで、大量に飲酒していたひとでは、急に酒をやめるとやはり「せん妄」になります。訳のわからないことを口にし、幻覚や妄想に加えて手のふるえを伴うので、とくに「振《しん》戦《せん》せん妄」と呼んで区別します。

「せん妄」は、日中でも起こりますが、夕方から夜にかけて強まります。精神障害や認知症と誤解しないことが大切です。

「せん妄」の原因には、手術や体の病気、お酒のほかにも、くすりや急激な環境の変化などがあります。

とりわけ高齢者では、病院に入院する、施設に入所するなどの環境変化だけで、簡単に「せん妄」になることがあります。

日中、はっきりと覚醒させ、夜はきちんと寝かせることが「せん妄」を起こさせない方法です。「せん妄」になったら、部屋を暗くしないことや抗精神病薬の適切な処方が必要になります。マイナートランキライザー（いわゆる軽い精神安定剤）や睡眠薬はかえって「せん妄」を悪化させ逆効果となります。

（仙台商工会議所月報『飛翔』一四〇号、一九九七年）

四、認知症は予防できるか

脳の器質的な障害によって、一度獲得された知能が持続的に低下した状態を認知症といいます。器質的な異常が証明されないもの忘れは認知症と区別されます。

年をとれば誰でも認知症になるというわけではありません。

認知症の原因は、大きく脳の血管障害と脳の変性疾患に分けられます。前者を血管性認知症といい、脳梗塞と脳出血によって起こります。後者はアルツハイマー型認知症と呼ばれ、脳が萎縮する原因は不明です。

一九九三（平成五）年、仙台市立病院に老人性痴呆疾患センター（当時）がオープンしました。これまでたくさんの患者さんに利用されていますが、五人に一人の割合で「認知症もどき」が発見されました。

そのうち、もっとも多いのがせん妄と呼ばれるもので、これは夜間にかぎり幻覚や妄想に支配されて興奮し、翌日は通常にもどる一過性のものです。日中にもの忘れがなければ、認知症とは診断されません。そのほか、うつ病や老年期の精神障害なども認知症と勘違いされることがあります。深刻なのは持病の薬の副作用で「認知症もどき」になっているひとが少なくないことです。予防法については血管性認知症の場合とアルツハイマー型認知症の場合とで異なることになります。

血管性認知症を予防するには、脳梗塞と脳出血を起こさないようにすればよいのですから、いわゆる生活習慣病の予防ということに尽きます。

アルツハイマー型認知症では、原因がはっきりしませんので、予防法として確実なものはありません。しかし、いくつか危険因子が判明しています。家族に認知症、ダウン症、パーキンソン病のひとがいる場合、高齢出産、意識消失を伴う頭部外傷の反復、甲状腺機能低下症、うつ病の既往のある場合などです。アルツハイマー型認知症になりやすい特別な性格があるわけではありません。

認知症を悪化させる要因としては、重症の身体疾患、聴力や視力の低下、寝たきりなどの身体的要因、家庭内でのトラブルや対人関係のあつれきなどの精神的要因、仕事の喪失、転居、孤立、家族や友人との死別などの環境的要因があげられます。

趣味や生きがいなどが予防法として取り上げられることがありますが、認知症は脳の器質的な病気ですから、直接的な効果は期待できません。

今日、認知症の言葉が蔓延し不安をあおられている傾向がなきにしもあらずです。認知症ノイローゼになっていては元も子もありません。

認知症予防のための生活習慣と自らの人生の質とのバランスこそが求められていることのように思われます。

（仙台市立病院ＯＢ会会報『ゆとり』九号、一九九七年）

五、高齢者のターミナルケア

九十五歳のＯ子さんが、外来に見えたのは二年前のことです。もの忘れが進み、夜にせん妄になり、幻覚が出現するようになったというのです。付き添ってきたのは、老齢に達した娘さんと息子さんたちでした。最近は、老親を看取る介護者自身も高齢という場合が珍しくありません。

ご本人を診察した後に、自宅での介護の様子をうかがいました。すでに訪問看護ステーションとホームヘルパーを利用しておられました。さらに、夜間は三人の娘さんと息子さんたちが、ローテーションを組んで泊まり込んでいるというのです。

娘さんたちが交替で、時にはご主人を伴って、自宅での様子を記録したメモを持参されての来院が始まりました。「最期をどこで看取るか」ということが、いつも話題の中心でした。

一年ほど、そうした状況が続いた後に、Ｏ子さんは亡くなられました。ほどなくして、Ｏ子さんの『追悼集』をいただきました。そのなかには、娘さんと息子さんたちはもとより、その夫・妻や孫たちの筆になる思い出が綴られておりました。

病院や施設で人生を終えるようになったのは、ごく最近の出来事に属します。自宅での死と病院での死の割合が逆転したのは、たかだか二〇年前のことです。

しかし、今では、家族の手厚い介護を受けながら、住み慣れた自宅で生を全うできる幸せに恵まれるひとは少なくなりました。たしかに自宅で最期を送れるには、さまざまな条件をクリアしなければなりません。物理的な条件も重要ですが、家族に介護の熱意を喚起するような心のつながりが、それまでの生活で培われてきたかどうかが鍵になります。O子さんの最期はその好例です。

（『仙台市立病院ターミナルケア通信』五九号、一九九六年）

六、「老い」の居場所

「また故事《ふるごと》になりゆく身の、せめていまはまた、初めの老いぞ恋しき」*（『関寺小町』）

人類の永遠の夢であった不老長寿のうち、わが国では長寿が達成されて、夢の半分がかないました。しかし不老のほうはいかんともしがたく、「老い」と「病い」をかかえての長寿というのが実際です。

万葉歌人の山上憶良は、七二五（神亀二）年に、六六歳で筑前守となり大宰府に赴任し、七三二（天平四）年に七三歳で京に戻り、翌年七四歳で死去したとされています。古代官僚の定年は七〇歳でしたから、憶良は定年後も三年間は仕事をしたことになります。憶良の歌は少数の例外を除き、六〇代の終りから死ぬまでの六年間の作品です。有名な「貧窮問答の歌」は、憶良が七二歳のときに詠まれました。晩年の作品だけで文学史上に名をとどめているのは、きわめて珍しいことと言えます。

憶良に次のような歌があります。

「手束杖《たつかづゑ》腰にたがねて　か行けば　人に厭《いと》はえかく行けば　人に憎まえ　老男《およしを》は　かくのみならし　たまきはる　命惜しけど　せむ術《すべ》も無し」（万葉集　巻五）（杖を腰にあてがって老人が歩く。するど、あっちに行けば人から嫌われ、こっちに行けば憎まれる。それが老人というものだ。）

というような趣旨で、「老醜」をリアルに歌っています。この長歌には「常盤《ときは》なすかくしもがもと思へども世の事なれば留《とど》みかねつも」（万葉集　巻五）という反歌がついています。要するに「老い」はこの世の定めであるから、ひとつの必然として引き受けなければならないと言っているのです（中西進『悲しみは憶良に聞け』光文社、二〇〇九年）。

高齢まで仕事をし、しかも「老醜」を醒めた目で見つめていたひとが奈良時代にいたことは驚嘆に値します。

七〇歳定年制は江戸時代まで連綿と継承されました。

江戸時代のひと、貝原益軒は、一六三〇（寛永七）年に生まれ、一七一四（正徳四）年に八四歳で没しています。黒田藩のお抱え学者として七〇歳まで勤め、定年退職後の七〇歳から八〇歳までのあいだに二〇巻をこす著書を著しました。有名な『養生訓』は八三歳のときに上梓されたものです（貝原益軒、松田道雄訳『養生訓』中公文庫、一九七七年）。

いにしえのひとは短命で、早々に隠居したという誤解はいつごろから生まれたものなのでしょうか。

現代において「老い」は排除されるべきものとされ、「問題」として扱われ、介護の対象とされています。

＊　＊　＊

高度に発達した現代社会においては、生産性、効率性、速度に対置される形で、非生産的で無用なものとして「老い」のイメージが位置づけられていると鷲田は指摘しています。

「産業社会では基本的に、ひとが長年かけて培ってきたメチエともいうべき経験知よりも、だれもが訓練でその方法さえ学習すれば使用できるテクノロジー（技術知）が重視される。機械化、自動化、分業化による能率の向上が第一にめざされるからである。そしてこの『長年かけて培ってきた』という、その時間過程よりも結果に重きが置かれるというところから、〈経験〉の意味が次第に削がれてきたのである。〈老い〉が尊敬された時代というのは、この〈経験〉が尊重された時代のことである。」（鷲田清一『老いの空白』弘文堂、二〇〇三年）

近年の認知症および認知症もどき（過剰診断や誤診を指す）の増加は、日常生活におけるさまざまな場面における、無人化・自動化・高機能化の進展によって作り出されている面を否定できません。軽度認知症あるいは若年性認知症の増加は、社会の変化と労働環境の変化によってもたらされていることはあきらかです。

「老い」の居場所が奪われています。

ひとが老いるということは、自分のかけがいのない人生について知ってくれているひとが、この世から少しずつ姿を消していくということです。苦労を重ねて今日の自分を築いてきた足跡を見守ってくれていた人びとの大半が、あの世に行ってしまいました。

竹馬の友と遊んだふるさとの山河、昔住んだ家、手になじんだ日常の雑器、自分の過去の思い出の手がかりが失われていきます。老いることにつきまとうのは孤独の感情です。

ひとは孤独に耐えられない存在ですから、幻のひとでもいいから交流を持ちたいと願うようになります。幻のひとは、いつも好意的とはかぎりません。高齢者の住まいに侵入し、安全を脅かし、ときに攻撃を加えることがあります。それでも孤独の地獄よりはましなのでしょうか。

眼がかすみ耳が遠くなるのに加えて、相手の言うことが理解不能になり、自分の思いも正しく伝えることができなくなれば、孤独の思いは倍加します。

高齢者の認知症が進行するにつれ、幻の家がよく登場します。幻の家では両親が健在で暮らしており、姉もまだ嫁がず、兄弟たちがみな揃っていて、幻の家は賑やかなままです。夕方になると、認知症高齢者は施設にいても自宅にいても「家に帰ります」と言い出します。しかも幻の家は歩いて行ける指呼の距離まで近づいてきます。夕暮れ時の寂しさと寄る辺なさから救われたいという願望が言わせるのでしょう。認知症高齢者のこころの拠りどころは懐かしい故郷の昔の家なのです。

＊　＊　＊

故郷の家で一緒に過ごした家族はもはや戻っては来ませんが、せめて昔の思い出がたくさん詰まっている懐かしい家で過ごしたいと思うのはきわめて自然な感情でしょう。
認知症は高齢者の孤独を映す鏡であり、孤独の果てがいかなるものであるかを指し示しています。

（『精神医療』五八号、二〇一〇年）

＊多田富雄：老化と免疫系――スーパー人間の崩壊．多田富雄、今村仁司編：老いの様式――その現代的省察、七六～一〇〇ページ、誠信書房、一九八七年、より引用。

第六章 認知症

一、「認知症もどき」――誤解蔓延不安を招く

痴呆症という言葉が認知症に改められて久しくなります。認知症という言葉が普及するにつれて、認知症につきまとうマイナスイメージが広がり、中年以降の人びとの不安をかき立てています。

高齢になると誰もが認知症になるという誤解と、認知症になったら何も分からなくなるという誤解が蔓延しています。

認知症になるひとの割合は六十五歳以上の高齢者のおよそ十五％ですから、誰もがなる病気ではもちろんありません。

認知症になったら何も分からなくなるというわけではなく、昔の記憶はよく保たれ、感情は豊かで生き生きとしています。

私が以前仕事をした仙台市立病院認知症疾患医療センターでも、現在のせんだんホスピタルで

も、認知症を疑われて連れて来られる方や自らもの忘れを心配して外来を受診される方のなかに認知症ではない方がかなり混じっています。

なかでも、入院や手術をきっかけに起こる一時的なもの忘れ、薬の副作用によるもの忘れ、高齢者のうつ病、高齢者の妄想症、極端に体の不調を心配する高齢者などが認知症と混同されています。

そうした方々の一部が認知症と誤解されて施設に収容されています。

あるいは、加齢に伴って生じる年相応のもの忘れにもかかわらず、自分で認知症と思い込んでしまいノイローゼ状態になっている方もいます。

いま、認知症という言葉が氾濫して、一人歩きをしています。『認知症もどき』が増えているのです。

ところで、認知症の診断に欠かせない、もの忘れの検査、性格と日常生活の変化や精神症状の診断などが行われないまま、CTやMRIなどの画像検査のみによって認知症の診断が下される風潮も広がっています。医療関係者が、画像検査機器の進歩に振り回されていると言っても過言ではありません。

一部に、認知症高齢者の気持ちや暮らしが顧みられないままで診断名だけが宣告される傾向も見受けられます。高齢者でちょっと様子の変わったひとは、認知症のレッテルを貼られかねません。

他方、認知症の治療については、薬の過剰な投与や有効性の明らかでない健康食品の乱用を耳にします。また、脳を活性化すると称する根拠のあいまいな療法や詐欺まがいの療法も流行しています。認知症の『治療もどき』とも言える現象が広がっているのです。

認知症の原因解明がまだ途上にあり、確かな予防法や治療法が確立していない段階で、予防や早期発見を強調することは高齢者の心に不安を増大させるばかりです。

たとえ認知症になっても地域で安心してこれまでの暮らしを継続していける体制を作ることこそが社会に求められています。

そのうえで、認知症高齢者が抱いている「自分が壊れていく恐怖」と「孤独の不安」に真摯に向き合い、認知症高齢者が尊厳にみちた人生を最後まで送られるように、私たちは援助していきたいものです。

(『河北新報』二〇一一年一月二十二日朝刊)

二、認知症の高齢者を持つご家族へ

高齢者の認知症は、大雑把に二種類に分けられます。ひとつは脳の血管の障害による血管性認知症で、もうひとつは原因が分からないアルツハイマー型認知症です。

いずれも、脳の病気によって起こるもので、性格や心がけとは関係ありません。ですから、認知症の高齢者を叱っても改善は期待できませんし、逆に混乱させて病状を悪化させるだけです。

認知症の根本的な治療法はまだ発見されておりませんので、いま以上に進めないことがもっとも大切な眼目になります。

認知症の進行を食い止めるために心がけるべきポイントは三つです。

第一のポイントは、体の病気をさせないように健康管理に気を配ることです。持病のある方はきちんと治療を受けさせる必要があります。高熱、脱水、転倒による骨折、寝たきりなどは認知症を一気に進めますので用心が肝心です。

第二のポイントは、こころに刺激を与えることです。頭を使わせて頭に刺激を与えるのが良いと考えがちですが、こころの感動が伴わなければ意味がありません。家族以外の、しかも同年代の人びととの交流が、とてもこころを刺激すると考えられています。デイサービスやデイケアの利用を積極的にお勧めします。

第三のポイントは、薬による治療です。もの忘れを治す薬は現在のところありませんが、日中に居眠りをし夜に寝ないで興奮する状態は薬によってコントロールできます。また、幻覚症状や攻撃的な状態なども薬の調節によって緩和することができます。

そのほかに、急激な環境の変化やストレスは認知症を悪化させます。

認知症が進むと「物を盗られた」という妄想が出現します。犯人扱いされるのはとてもつらいことですが、犯人扱いをされるひとは高齢者の面倒を一番良くみた方です。また、認知症になる前の人間関係が悪かったわけではありませんので、周囲が誤解しないことです。

夕方になると「家に帰る」と言い出す高齢者がいますが「家」という場所に帰りたいのではありません。不安で居心地が良くないというメッセージです。気分を転換させ、安心感を与えて下さい。

認知症の介護には、介護にあたる家族にこころと体のゆとりが一番求められています。介護サービスを上手に活用して、介護者が燃え尽きない工夫こそがなにより大切です。

（仙台市医師会監修『ハロードクター』六九号、一九九九年）

三、認知症高齢者の人権

認知症の高齢者が悪徳商法にだまされたり、肉親に財産を奪われたりする被害があいついでいます。

老人病院での悲惨な処遇や老人福祉施設での拘束の噂もちらほら聞こえてきます。

認知症高齢者の人権を考える時、最初に頭に浮かぶのはきっとそうしたことがらでしょう。

しかし、認知症でないのに認知症あつかいされたり、認知症でありながら適切な医療が行われないのも人権侵害のひとつではないでしょうか。

仙台市立病院の「老人性痴呆疾患センター」（現、認知症疾患医療センター）には、おおぜいの患者さんが来院されましたが、五人に一人は認知症ではないのに認知症と誤解されていました。一方で、すでに認知症が始まっているのに、認めようとしない家族もおります。

なかには、薬の副作用で「認知症もどき」にされている患者さんもいました。

認知症が偏見なく理解され、必要なひとに適切な医療と介護が提供されてはじめて、認知症高齢者の人権問題がスタートします。

（『あけぼの宮城新聞』一九九七年二月号）

四、認知症の病名告知

製薬会社の現役社員が、家族に伴われて来院しました。会社では大きなミスもなく仕事をしていたようですが、もの忘れに奥さんが気がついて、早めに受診したとのことでした。心理検査をいくつも重ね、ＭＲＩ、ＳＰＥＣＴも実施した結果、若年性のアルツハイマー病と診断されました。軽度かつ早期でしたので塩酸ドネペジルを試してみることになりました。今日、塩酸ドネペジルが何のために処方されるかは、皆さんがご存知です。ましてや製薬会社の社員ですから、知らないはずはありません。病名を告知せずに薬を飲んでいただくことは難しいと判断し、奥さんと息子さんに来ていただきました。病名を告げることについて、それぞれの意向を伺いました。息子さんは記憶が失われないうちに、父親に好きなことをさせたいので正確に伝えてほしいという意見です。ところが、奥さんは、病名を知って夫が絶望することを恐れ、告知には反対の立場でした。話し合いは平行線をたどり、二人の目には涙が溢れていました。私はさんざん迷ったあげく、結局、本人に病名を伝えることはしませんでした。告知後の本人に対して、有効な治療手段を、現段階では提示できないからです。現在、早期の認知症患者に対する病名告知のあり方が問われており、見解が分かれています。「痴呆」が「認知症」に変わって、インフォームド・コンセントは進展したのでしょうか。

（『仙台市医師会報』五〇〇号、二〇〇六年）

五、認知症ドライバー

認知症になってもハンドルを放さない人びとがいます。最近の車とくにオートマチック車は、容易に操作できるように設計されていますので、認知症がかなり進行しても運転は可能です。考えてみれば遊園地のゴーカートと操作上変わりがありませんので、脳の働きが幼児段階まで退行しても運転はできるということになります。

ただし、方向感覚が障害されますので、道に迷ったり、車線の変更が上手にできなくなります。私の患者さんのなかにも、妻が助手席に乗ってナビゲーションをしながら、車で徘徊しているご夫婦、自分で運転して病院に来た帰りに迷い、鳥海山の麓でガス欠になり保護された方など、枚挙にいとまがありません。高速道路を逆送した高齢者はニュースにもなりました。

七十五歳以上の高齢者で運転免許を持っている方は約二百八十三万人（平成十九年）にのぼり、十年前の約二・八倍に達しています。また、七十五歳以上の高齢運転者による死亡事故は、七十四歳以下の約二・三倍となっています。そのため、国は高齢運転者対策を次々に打ち出してきましたが、このたび認知症ドライバー対策を追加し、七十五歳以上の高齢運転者に対して、免許更新の際に、運転に必要な記憶力、判断力等の認知機能検査を行い、検査の結果、認知症の疑いがあり、違反行為を行ったひとについては、専門医による適性検査を受けなければならないことになりました。

（『仙台市医師会報』五三八号、二〇〇九年）

六、高齢者虐待の防止――相談体制の充実を急げ

高齢者に対する虐待には、家庭内で家族から加えられる虐待と、施設職員や介護サービス事業所の職員から加えられる虐待の二通りがあります。

高齢者虐待は、①暴力的行為によって、体に傷・内出血・火傷などを与えたり本人の意思に反して体を拘束する「身体的虐待」、②脅しや侮辱などの言葉や嫌がらせ・無視などの態度で精神的に苦痛を与える「心理的虐待」、③本人が合意していない性的な関係を強要する「性的虐待」、④本人の同意なしに財産を処分したり年金やお金を使う「経済的虐待」、⑤必要な世話をしないで高齢者の健康や衛生状態を悪化させる「介護・世話の放棄・放任」の五種類に分けられます。

従来多くの虐待は隠されており、実態すら把握されてきませんでした。

しかし、平成十八（二〇〇六）年四月に「高齢者虐待防止・養護者支援法」が施行され、虐待を発見したひとに通報の義務が課せられたことによって、今日実態が少しずつ明らかになってきています。

国の調査によれば、「身体的虐待」が六割を超え、ついで「心理的虐待」が三割以上となっており、しかもひとりの高齢者に二種類以上の虐待が加えられていることが分かりました。

施設などにおける虐待は減少傾向にありますが、家庭内の虐待は増加傾向にあることも判明しています。

虐待を受けた高齢者の七割以上は女性で、年齢が高く要介護度が重くなるほど虐待される割合が高くなっています。また、虐待を受けた高齢者の六割に認知症が出現していました。

家庭内で虐待をするひとの大半は血のつながりのある肉親で、息子が最も多く、ついで夫、娘の順となっています。一部に誤解がありますが、嫁が加害者となることはけっして多くはありません。

家庭内で虐待が起こる要因としては、①地域の人間関係が薄れて高齢者世帯の孤立化が起きており、近隣で支えあうことが行われなくなった、②少子化と核家族化により家族構成が大幅に変化し、家族の介護力が低下した、③ケアについての知識が不足している場合や、他の家族からの支援が不足している場合には、高齢者のケアが強いストレスをもたらす、さらに、④家族同士が対立を解決する方法として暴力を使うのを日常的に見て暮らしていると、虐待が当たり前となってしまう、⑤虐待するひとのなかに、情緒障害、アルコールや薬物の依存症、経済的困窮などを抱えたひとがおり、しばしば金銭・住宅など高齢者の援助に依存し、自分自身の不甲斐なさに対するある種の「八つ当たり的」反応として虐待してしまうことがある、などが関連していると考えられています。

高齢者虐待に関する相談・通報・対応の窓口は「地域包括支援センター」に置かれていますが、市町村には高齢者虐待防止ネットワークが作られ、さらに弁護士会と社会福祉士会によって「在宅高齢者虐待対応専門職チーム」が組織されて、高齢者に対する虐待防止の体制が少しずつ整備されてきました。

現に虐待が行われている家族に介入する際には、虐待を受けているひとはもちろんのことですが、虐待を加えているひともまた援助を必要としているひとであるという認識を前提にすべきです。

高齢者のなかでもとりわけ認知症高齢者の場合には、自分の被害を訴えることができないので事態は深刻です。

虐待に迅速に対応できる相談体制とマンパワーの充実が焦眉の課題となっています。

（『河北新報』二〇一一年二月一九日朝刊）

第七章 精神障害と社会

一、誤解

こころの病いについて今日必ずしも正しく認識されているとは言えません。とりわけこころの病いの代表格とされる統合失調症については誤り考えられていることが多々あり、そのため病者および家族の苦悩ははかり知れないものがあります。

第一に統合失調症は稀な疾患であると誤解されています。統合失調症は洋の東西を問わずほぼ一定の割合で出現するとされており、一生のあいだに百人にひとり位の割合で発生します。家系を四代まで遡れば血縁者に必ずひとりいてごく当然なのです。これほど発生率の高い病気はほかに例をみません。

一般に稀な疾患と誤解されるにはそれなりの理由があります。治らないのが統合失調症という誤解があるために、軽症で一過性に経過し治癒したひと、外来通院で治ってしまった人びとは、統合失調症ではないと思いこまれています。言い換えると、病院に長い間入院しているひとだけが統合失調症と思われて、数の少ない病気だと誤解されているのです。

第二に統合失調症は遺伝すると誤解されています。現在まで統合失調症についての単一の原因は見つかっておりません。そのために今でも遺伝する病いという古い考えにとらわれている方々がいます。かつて結核がそうであったように、単一の原因がとらえられない場合に遺伝で説明しようとする傾向があります。近年の研究では遺伝の関与はごく一部であることが実証されています。むしろ環境と本人の気質との複合の産物と考えるのがもっとも妥当とされています。

第三に統合失調症は危険であるという誤解があります。精神障碍者の犯罪がマスコミで大きく取りあげられることもあって、この誤解も大変根深いものがあります。統合失調症も含んだ精神障碍者全体の犯罪率が一般の人びとよりも低いことは『犯罪白書』に明らかであり、年度による変動もほとんどありません。しかも業務上過失致死傷を除いた比較ですら低いのですから、いかに低いかが分かります。なお『白書』中の精神障碍者のなかには精神病質というあいまいなために学界で否定された診断のひとも含まれていますので、統合失調症のような狭い意味での精神障碍者の犯罪率はいっそう低くなります。

精神障碍者の犯罪は大変めずらしいのでマスコミがとりあげるのですが、他方でその何十倍も発生している精神障碍者の自死は、あまりに日常茶飯事なので報道されることもありません。

病いに罹り、世間の冷たい目に絶望してみずから命を絶つ病者のほうが圧倒的に多いのです。また、ライシャワー大使を刺した青年の例を持ち出すまでもなく、事件にかかわった病者で回復後自死したひとも枚挙にいとまがありません。

第四の誤解は統合失調症は治らないというものです。昔は治らなかったが、この頃は医療が進歩したので治るようになったというのも正確ではありません。実は統合失調症という病名が使われだした百年前から、完全に治癒するひとのいることが報告されていました。今日、治療によって後遺症なく治るひとが全体の四分の一に達しています。二分の一のひとは服薬を続けながら社会参加が可能となっています。治療が困難な人びとは全体の四分の一にすぎません。

国連のレポートでは「内輪に見積もっても、十人に一人は人生のある時期になんらかの形で精神的病気で悩んでいる」とされています。

こころの病いについて正しい認識が行き渡ることを期待してやみません。

(東北地方保護司連盟『更生保護みちのく』三七三号、一九八六年)

二、治療モードの変遷

八〇歳に手が届こうとしているひとりの患者さんが、今日も律儀に薬を取りに来ました。処方されているのは抗てんかん薬で、ここ一〇年以上中味は一度も変更されていません。古びたカルテを繰ってみると、五〇年以上前に精神科病院に入院歴があり、ロボトミー手術を受けたことが記されています。今となっては、当時の診断が正確であったのか、ロボトミー手術が適応であったのか、うかがい知ることはできません。ただ後遺症として何度かけいれん発作を残したことのみが記されています。現在は器質性精神障碍患者として治療が継続されているのです。彼は子どもや孫のことを心配するひとりの好々爺にしか私には映りません。彼を診察室から送り出すとき、いつも私は手を合わせたい衝動にかられるのです。

＊　＊　＊

一九六〇年代、精神科病院が増殖し続けるなか、未治療のまま在宅生活をしていた精神に障害をもつ人びとの病院収容が強力に進められました。時を同じくして、治療手段がロボトミーや電気ショック療法などから薬物療法へと移り変わりました。薬物療法は治療的なニヒリズムに陥っていた精神科医に希望を与え、過剰ともいえる期待が横溢しました。入院して薬を飲めば精神障害が治るという言説が世間に流布されます。地域で活動する保健師たちも未治療のまま座敷の奥に隠されていた精神に障害をもつ人びとを発見しては積極的に病院に送り込みました。その結果、精神科病院は入院患者で溢れかえり、集団統制の目的で生活療法が編み出されます。院内生活への馴化が強いられるなか、過剰に適応させられた患者さんたちは本来の精神障害に重ねて施設症候群を病むことになりました。いたずらに時は流れ、帰るべき家も家族も職も失った人びとが大量に精神科病院に滞留することになったのです。

＊　＊　＊

精神科病院で精神に障害をもつ人びとが初老を迎える頃、世の中が変わります。社会復帰・社会参加の促進が声高に唱えられ、外来診療・デイケアが推奨され、共同作業所を皮切りに各種の社会復帰施設が整えられはじめます。けっして望んで入院したわけではなかったのに、退院の希望は何度も無視され続けた結果、地域で暮らすことを諦め、生涯病院のなかで過ごすという哀しい決意をした人びとはふたたび試練にさらされます。健常な高齢者であってすら適応が困難な社会の移り変わりに、長いこと社会との接点を断たれた高齢の精神に障害をもつ人びとは戸惑うばかりです。

日本の経済は精神に障害をもつ人びとを生産の現場から切り離し、あるいは隔離収容して挙家離村を促進することで労働力を太平洋ベルト地帯に集積し、目覚しい戦後復興を遂げ、高度成長を達成しました。また、その後に訪れた未曾有の景気低迷をも新自由主義のもと奇跡的に乗り越えて今日があります。グローバリズムの名で進行している格差社会は影の部分で犠牲者を大量に生み出し、自死者を増やしています。高度経済成長と大量収容主義、新自由主義と自死の増加は相即不離の関係にあるように思えてなりません。

＊　＊　＊

いまあらたな動向が精神科医療に出現しています。ひとつは出来るだけ早期の段階で診断し介入して、統合失調症の顕在化を防ごうとする研究と実践です。もうひとつは、たとえ重症の精神障害をもっていてもアウトリーチサービスを充実させて、病院に入院させず在宅で治療していこうとする試みです。

翻って、精神科病院で人生の大半を棒にふってしまった人びとにとっては辛い話でもあります。

治療者側のそのときどきの興味と都合にふりまわされ続けてきたのは、いつも精神に障害をもつ人びとなのです。

（『外来精神医療』七巻二号、二〇〇八年）

三、病院医療をあらためて検証する

（一）精神科病院は変わったか

一九八四（昭和五九）年の報徳会宇都宮病院事件を契機にして、入院患者さんの人権の保障と精神障碍者の社会復帰・社会参加の促進を謳い文句に、精神衛生法から精神保健法へ、さらに精神保健法から精神保健福祉法へと、矢継ぎ早に法の改正が行われました。

現在、地域ケア体制の整備については、法律の規定にあと押しされながら、不十分ではありますが徐々に実現されつつあります。さらに、ノーマライゼーションの思想の普及もあいまって、今日、病院の外の活動は生き生きとしてきているように見受けられます。

しかしながら、精神科病院は変わったのでしょうか。

（二）精神科病院不祥事件の続発

宇都宮病院事件のあとも、大和川病院、長野栗田病院と不祥事件が相次ぎました。

宇都宮病院問題に関して日本病院・地域精神医学会理事会はつぎのような見解を表明しています。

「宇都宮病院問題は、死亡事件をも含む日常的暴力行為、不法かつ長期にわたる強制入院、無資格者による医療行為、膨大な医療費の不正請求、患者所持金の横領、作業療法に名をかりた強制労働、極端な医師看護者の不足等々、入院者に対する重大な人権侵害が精神病院と称する収容施設内で行われていた事実を明らかにしました。

学会理事会は、その恐るべき人権侵害の実態に驚くとともに、長期間にわたりこの悲惨な状況が隠蔽されてきた密室性に、ことの重大性を認めざるをえません。問題の所在はたんに宇都宮病院医療従事者の倫理感の欠如にあるのではなく鍵と鉄格子に象徴される精神病院の拘禁性、及び通信・面会の厳しい制限下で、悲惨な処遇への異議申し立て、これに対する援助・救済の道が全くとざされてきた事実にあると確認するものであります。

（中略）

学会理事会は今回の事件を契機に、これまでのわれわれの相互討議を更に深化すると共に、その内容を全国的に普遍化する努力をつづけるものであります。と同時に、入院者の通信・面会の自由、及び弁護人依頼権の早急な実現を主軸とした人権擁護体制の確立を行政当局に要求しつづけるつもりであります。」

宇都宮病院事件は精神科病院におけるスキャンダルの総ざらいのような観を呈し、国際的な批判も浴び、その後の法改正につながったことは周知のとおりです。

ところが、一九九三（平成五）年には、大和川病院における入院患者さんに対する傷害致死事件が明るみに出ました。同病院は、一九六四（昭和三九）年と一九七四（昭和四九）年にも傷害致死事件を起こしていて今回が三度目であり、ほぼ三〇年間医療の実態が変わっていなかったことが暴露されたのです。

里見和夫（「病院・地域精神医学」四二巻一号、一九九九）の報告によれば、常勤の指定医がおらず、面会の制限が日常的に行われていて弁護士の面会すら妨害され、また任意入院患者が隔離室に収容されていましたが、これらのことに対して行政の指導監督が十分に行われていなかったと言います。

四年後の一九九七（平成九）年、大阪府は大和川病院ほか系列二病院に同時一斉立入り調査を行い、さまざまな不正がようやく明らかとなり同年一〇月に病院開設許可が取消しとなりました。

大阪府および大阪市が一九九七（平成九）年に実施した「安田系三病院転退院患者処遇・人権調査結果概要」（一九九八）によれば、大和川病院では、入院時に医師の診察がなかった患者さんが二三・五％おり、入院時に書面による告知のなかった患者さんが五三・七％にのぼっています。また入院時に隔離室に収容された患者さんが五八・四％おり、任意入院患者さんに限ればじつに六二％のひとが隔離室に入れられていたのです。

また、入院中に診察がなかったという患者さんもおり、電話・信書・面会・外出の制限が日常的に行われ、「看護師等による暴力行為を受けた」との回答が一九・二％もありました。さらに、「ごみ当番や配膳の準備をさせされた」との回答が六六・五％あり、しかも強制されたというひとが五七・二％もいました。その他、冷暖房などの療養環境に対する不満も多数聞かれています。

一九九六（平成八）年十一月、長野栗田病院の倉石文雄院長が、詐欺等の疑いで逮捕され、栗田病院事件が明るみに出ました。その後、同院長は脱税容疑で再逮捕され、一九九八（平成一〇）年八月に刑が確定して収監されました。その経過中、同病院におけるさまざまな人権侵害の事実が白日のもとに曝されることとなりました。

「長野栗田病院問題調査委員会報告書」（一九九九）によれば、栗田病院は増床が不可能となった昭和六二年以後、のちに「準職員」と呼ばれるようになる「退院」患者さんを病院近くの「寮」に収容するようになりました。この「準職員」は病院で食事をし、金銭も院長によって一括管理され、いつでも病院に入院させられる状況にありました。「準職員」の制度は「準入院」であり実質的な増床だったのです。

栗田病院事件の根幹は、「準職員」制度にあります。「準職員」は「作業」と称して病院の仕事に従事させられていましたが、この「作業」はあきらかに使役でした。旧態然たる精神科病院の構造における「作業」はその実質において使役であるために、労働法規上の労働であるとも、医療における治療であるとも言えないあいまいな様態を示すほかなかったのです。この問題は、精神保健福祉行政と労働行政の狭間に起きた問題です。

また、同病院における入院患者さんに対する人権侵害は多岐にわたっており、入院、行動制限、通信面会の制限等が法手続きを経ずに行われていました。医師を含めた職員の管理体制、診療体制ともに院長に極端に権限が集中していました。入退院の決定権は院長にあり、七〇〇余名の全入院患者さんのカルテが院長室に置かれていました。看護は看護日誌をきちんと書かず、看護室は看護室として機能していた形跡はありませんでした。また、療養環境（照明、病室の仕切り、隔離室、超過入院、食事の質等）は劣悪であり、院内売店も伝票による販売が行われていました。

こうした実態があったにもかかわらず、長野県当局は、一九九七（平成九）年二月の新病院開設と同時に指定病院として再指定を行っていますが、このことは「指定病院の指定に関する厚生省局長通知」（平成八年三月）に違反している疑いがあります。長野県当局の対応は、事件の発生からその対処にいたるいずれの段階でも、問題の所在をあいまいにしようとした点が目立ち、むしろ共犯者として批判されるべきです。

大和川病院事件、栗田病院事件の根底に横たわっているのは、病院経営者の営利主義です。患者さんを隔離収容したうえで患者さんの労働を収奪し、医師をはじめとする医療従事者の充足を図っていません。その結果、患者さんが正当に医療を受ける権利が奪われることになったのです。それに対して行政が有効な手立てを講じなかったという点でも共通しています。

ところで、一九六九（昭和四四）年十二月に日本精神神経学会理事会は「精神病院に多発する不祥事件に関連し全会員に訴える」と題する緊急声明を発しています。声明は「さいきん各地の精神病院で、入院患者の処遇に関し、言語道断の事件が次々に明るみに出た。学会理事会はこの事実を確認し、これは精神医学の社会的実践を著しく阻害し、ひいては精神科医療の質的低下を助長するものとして深く憂慮する」との書き出しで始まっています。

そして、一連の不祥事件の原因を、①医療不在、経済最優先のいわゆる儲け主義の経営、②私立病院経営者の持つ封建制と病院の私物化、③経営管理を独占する精神科医の基本的専門知識の欠如、に求めました。

「われわれは精神科の医療に従事する医師として、眼前に行われている患者虐待の事実や、作業療法の不当な運営をどのように釈明できるというのであろうか。（中略）不祥事件の分析結果の根底には、実は医師としての道義心、倫理感の欠如という重大事が横たわっているといってよいのではないだろうか。全会員がこの問題に積極的に取り組むことを要望する。

われわれはまず、精神医療に向かう自らの姿勢を正し、世の非難を招くことを極力避けるよう自戒しなければならぬと思う。患者の人間性を無視し、障害者を世の偏見と同じく単に異常者としてのみ扱おうとする考えが、しらずしらずのうちに人間軽侮の念となって治療者の心に食い込み、日常ややもすれば安易に妥協する結果、精神医療に対する恐ろしい感覚麻痺を招くのではないか。」

当時、学会理事会が指摘した不祥事件は、高知近藤病院、大阪栗岡病院・安田病院、神奈川相模湖病院、東京北野台病院・小林病院、埼玉南埼病院、など一〇件を超えていました。

それから三〇年を経た現在も類似の不祥事件が続いています。日本精神神経学会理事会の声明が指摘した課題は今もって解決されていないのです。

しかし、一九九八（平成一〇）年に明らかになった国立療養所犀潟病院の事件は営利を目的としない公的病院で、それなりに職員の充実した病院で起こった出来事であり、これまでと様相を異にしています。私たちは、これまでの批判の視点の転換を迫られているのではないでしょうか。いま、あらためて精神科病院の持っている構造的な欠陥について冷静に見直す必要があると思われます。

(三)あらためて『精神科病院』論争を

精神科病院の機能と病院医療のあり方をめぐってもっとも熱心に議論されたのは、一九七〇年代に展開された第二次開放化運動においてでした。

第二次開放化運動の特徴は、生活療法の思想と分類収容の思想との闘いであり、一言にして言えば「閉鎖病棟の開放化」でした。第二次開放化運動は、当時陸続と生起していた精神科病院の不祥事件を目の当たりにして、いわゆる悪徳病院の告発闘争と並行して進められました。

鍵と鉄格子に象徴される精神科病院の扉を開き、患者さんの生活規制を一つひとつ解除していき、病院を地域に開かれたものにしていく実践の総体が開放化運動でした。

開放化運動を内側から支えた院内プログラムとしては、①自発的入院の推進、②個別受持ち看護とチーム医療、③患者さんおよびスタッフの各種ミーティングによる院内の民主化、などが共通していました。

また、開放化運動を外側から支えた地域活動として、①アパート退院、②デイケアや作業所の設置、③保健所・福祉事務所等との連携などが試みられました。その後、後者の活動は、地域リハビリテーションの時代を切り開く端緒となったのです。

当時、開放化に取り組んだ病院は、横の連帯を求めて各種の交流会を組織し、相互討論を重ねました。開放後にあらわになったさまざまな課題に対して、医療者はいかなる態度をとるべきかがテーマでした。「通信・面会の自由」「作業療法批判」「生活療法批判」から「院内飲酒」「男女交際」「金銭管理」「地域住民との関わり」などなど。

さまざまな実践と討論をへて獲得されたのは「生活者としての患者」という視点でした。

開放病棟の具体的条件として、仙波恒雄（『精神病院　その医療の現状と限界』星和書店、一九七七）は、①格子はつけない、②開放時間は原則的に二四時間であること、③通信の自由（赤電話の病棟内設置）、④面会の自由、⑤小遣い所持の自由、⑥喫煙の自由、⑦外出・外泊・散歩などの大幅な自由化、の七項目をあげています。

全開放型の病院を始めた石川信義（『開かれている病棟』星和書店、一九七八）は、つぎのように述べて閉鎖病棟を批判しました。

①患者に不安と絶望を与え、病気の回復過程を妨げる。そこでは、患者の病的世界が肥大してゆくばかりである。

②患者から、自らの問題を考える余裕を奪ってしまう。そこでは、不自由さからの脱出だけが患者の圧倒的関心となり、患者の自己洞察が妨げられる。

③治療者と患者の出会いを台無しにする。そこでは、両者は抑え・抑えられる関係にならざるを得ず、援け・援けられる関係が成立し難い。

④患者の姿を歪ませ不自然な人間を作り出す。そこでは患者が卑屈・自閉・夢想などの極端な人間に変わっていってしまう。

⑤患者を慢性的欲求不満の状態に陥らせる。そこでは、喧嘩・ボス支配・暴力沙汰が日常茶飯事となり、患者が安心して生活できず、治療者もその対応にふりまわされることになる。

⑥治療者を精神的に疲れさせる。そこでは、治療者は自分の立場と矛盾した態度で患者と向き合

うことを強いられるから、苦痛のみ多く、治療的熱意もそがれてしまう。病院の開放化の進展にともなって、統合失調症の慢性化過程についての検討も開始され、開放化との関連が論じられました。

それまで病棟のなかで忘れられた存在となっていた慢性の統合失調症者が、開放化の過程で、生気を取り戻し、個性を発揮するようになったのです。画一的に管理していた時代には一様に進行性の経過をたどり、荒廃状態に陥っていたように見えた病者が、個別的かつ濃厚なかかわりのなかで、徐々にではありますが社会性を獲得していったのです。そうした経験の蓄積が、統合失調症の疾病観、予後観の再検討へと向かわせたのです。

その結果、統合失調症の慢性化過程とインスティテューショナリズム〈施設症候群〉および長期大量薬物服用とはきわめて深い関係にあることが推測されました。

統合失調症の慢性化過程は〈過敏な人物〉と〈与えられた社会環境〉との相互作用によると考えられたのです。さらに、精神科病院におけるインスティテューショナリズムは、医者や看護者にも起こることであり、医療者がインスティテューショナリズムにおちいっているからこそ病者がそうなると考えられたのです。

さらに、薬物療法については、患者さんが病院内で示す「症状」がすべて統合失調症という疾病から由来すると解釈されて大量の薬物が与えられていながら、それでもなお「症状」の改善がみられないところに課題があります。

患者さんの「症状」とは、病院というトータルインスティテューション〈全制的施設〉のなかで、特定の人間関係のなかで生起している事象であって、疾病だけから現象しているものとは限らないのです。

それでも「症状」はすべて患者さん個人の病理に還元されて《化学的拘束衣》を着せられているのです。不条理の連鎖のなかで、薬物の増量が図られ、意欲低下が助長されている可能性が否定できないのです。

このような統合失調症の慢性化過程の検討を踏まえて、①つねに精神医療をとりまく大状況をみすえながら、②院内の患者さんの人権剝奪を少なくし、③入院生活で失われるものを最小限にし、④個別的な関わりを深め、⑤患者さんの主体性を尊重する、ということが第二次開放化運動の思想でした。

開放化運動の後、新しい入院患者さんは、比較的短時日のうちに退院していくようになりました。しかし、ごく一部の患者さんは長期の入院を余儀なくされ、徐々に慢性患者さん（new-long stay）として蓄積されています。

また、すでに超長期に入院していた患者さんたちは、開放化と院内の治療体制の改変にもかかわらずめざましい改善を示しませんでした。

開放化運動の時代にも、精神科病院の在院患者さんは増えつづけ、平均在院日数も減少しませんでした。また、各地で熱心に開放化に取り組んだ人びとがいたにもかかわらず、精神科病院の開放率は伸びなかったのです。比較的開放的な処遇が行われていると思われる病院を対象にした調査によっても、本人の希望で来院しながら閉鎖病棟に入院している患者さんが二四％、そして、任意入院患者さんの三七％、自由入院患者さんの一七％が閉鎖病棟に入れられていたのです（日本病院・地域精神医学会精神保健法検討委員会、一九九〇）。残念ながら、わが国の精神科病院ではまだまだ閉鎖処遇が大勢を占めているのです。

いま、あらためて病院医療の再検討が必要とされる所以です。

（四）アサイラムでもリトリートでもなく

他方、精神科病院における〈閉じ込め〉と〈生活の剝奪〉の現実を乗り越えて、病院を本来の医療の場に取り戻すべく、院内を治療的コミュニティに改変しようとする試みが、この間各地で着実に発展しています。

過去の精神科病院の負の遺産の克服は果たして可能でしょうか、そしていかにして可能となるのでしょうか。

（『病院・地域精神医学』四二巻四号、一九九九年）

四、病者の自死

五年間にわたる精神病院入院の体験をつづった『髪の花』の著者小林美代子さんは「私は本当のことを叫び通したのです。いろんな圧迫には、死をもって抗議します。お笑い下さい。」という強い調子の遺書を残してみずからの命を絶ちました（一九七三年十月三日付け『河北新報』）。

小林さんの死後、『蝕まれた虹』と題する原稿用紙七〇枚ほどの作品が発見されました。おそらく死を覚悟してから書かれたものと思われます。

五年間の闘病生活を経て病気を克服し、作家としてスタートを切った小林さんは、病者にとっては「希望」の象徴でもありました。一間しかない、それも苦労してようやく手に入れた三畳間に、病者や家族が連日のように相談に来、電話のベルで突然起こされることもしばしばでした。病気の再発の不安、偏見に満ちた周囲の目——自分が体験者であるだけに、その苦悩の一つひとつが痛いように分かります。

家族の訥々とした話に悲しみの深さを見、病者の流暢な話しぶりに、かえって危惧を覚えます。「私やその男は神経が弱いのだ。弱いことは悪いことではない。仕方のないことだ。仕方のないことはこの世に沢山ある。我々ばかりではない。」

相手を励ますつもりで語る言葉が、いつか自分に言い聞かせ、自分を慰める言葉になっています。悲しみは、しだいに偏見に満ちた世間に対する激しい憤りへと変わって行きます。「私は今も精神安定剤をのんでいますし、気違いですが、きちんと生活していますよ。気違いがどうしてそんなにこわいんです。」ともすれば意気阻喪してしまう自分を鞭打ちながら、来訪者一人ひとりの希望をのこらず引き受け、苦悩を共有しようと努めたのです。

ある日、自分の異変に気づいた小林さんは、以前入院したことのある精神病院にふたたび入院します。そこで『蝕まれた虹』は終わっています。

しかしながら、現実の小林さんは死を選びました。みずからの再発も、社会の偏見も二つながら許すことができず「正常な世界に不満を持つほど、私は正常な人間ではない。どんな最低の正気でも、狂うよりはましだ」という痛苦に満ちた言葉を残して死んでいったのです。

ところで、他人に危害を加える犯罪行為は、世間の耳目を集めやすく、とりわけ、それが病者によるものであれば、マスコミはいっそう大々的に取りあげます。当該被害者のみならず、加害者にとっても不幸な事態といわざるを得ません。しかしながら、もう一方で、みずから命を絶つひとがあとをたたないというのも、同じく不幸な事態です。その多くは、社会の片隅でひっそりと行われているために世間の関心を惹くこともありません。

精神障碍者の自死頻度については、さまざまなデータが公表されていますが、稲村によれば、十万人比で年間およそ四百〜千人程度であるといいます。この数値はきわめて高く、一般人口の自死率が十万人比で十〜三十人程度と推定されていますので、その十〜三十倍に及ぶということになります（稲村博『自殺学』東大出版会、一九七七年）。

一九六三年に行われた精神衛生実態調査によれば、全国の精神障碍者は百二十四万人と推計されていますので、これをもとに試算すれば、年間五千〜一万人が自死していることになります（単純計算で、一病院あたりの平均は、通院も含めて三〜七人となる）。これは、犯罪を犯した精神障碍者数（『昭和五十五年度版犯罪白書』によれば五九一人）の十倍以上に達します。

しかも、近年は病状のために命を絶つというよりは、病状が一応改善した後に、将来に対する不安、家族や社会での対人関係の軋轢などから前途を悲観して自死に走るケースが多いといわれています。まさに、精神障碍者の置かれた生きがたい状況が逆照射されているといわざるを得ず、私たちにとっては、とりわけ深刻な課題です。

（『精神医療』四二号、一九八二年）

五、自死の予防

「いじめ」によるとされる子どもたちの自死報道があいつぎ、人びとのこころに深刻な波紋を投げかけています。子どもたちの自死は、報道によって連鎖反応を起こすことが「群発自死」として古くから知られており、マスコミの報道姿勢に疑問なしとしません。

交通事故の死亡者が年間六千人台まで減少しつつあるのに、自死者の方はいっこうに減る気配がなく、三万人台で推移しました。一日あたりにして全国で八〇人、人口比で単純に計算しますと、仙台市ではおよそ二日に一人が自死していることになります。

マスコミ報道から受ける印象とは異なり、子どもたちの自死が多いわけではなく、自死者の大半は中高年者です。

自死未遂者は既遂者の一〇倍から二〇倍はいると推定されていますので、毎日じつに多くの人びとが自死を図っていることになります。

致死性が高くない自死企図をパラ自死と言いますが、パラ自死をくり返すひとが既遂にいたる率はきわめて高いので、注意が必要です。

この異常事態に国も重い腰をあげ、自死予防対策に乗りだしました。都道府県、市町村でもそれぞれ独自の取り組みを開始しています。

自死に対する社会的関心を喚起し、小さな地域を単位に息長く運動を進めるほかに王道はないものと思われます。

（『仙台市医師会報』五一三号、二〇〇七年）

六、援助者が援助するのを援助する

宮城県においては、一九五六（昭和三十一）年から県南の角田保健所で精神衛生相談が定例的に（月二回）開始されています。当時、結核患者の家庭訪問が熱心に行われており、その際に未治療の精神障碍者と出会い、対応に苦慮して精神科の専門医と連絡を取り合ったことがきっかけであったと言います。

以来、定期的な精神衛生相談を実施する保健所が徐々に増えて、一九六六（昭和四十一）年には県下の全保健所で精神衛生相談が行われるようになりました。相談日には、午前中来所者の相談に当たり、午後は指導医との同行家庭訪問、ケース検討会が持たれるというのが一般的でした。はじめは、保健所における精神衛生相談やケース検討会に市町村の保健師も参加する形態がとられていましたが、一九七三（昭和四十八）年頃からは、市町村保健師と保健所保健師が一緒に訪問活動や定期的な家族相談を行うようになりました。現在は、市町村の活動に保健所の保健師が参加して、同じ活動を行っているところのほうが多いようです。

こうした活動を背景にして、市町村を設置母体とした患者クラブが県内ほぼ全域に作られ、そのなかから共同作業所作りが活発に行われています。

この間の経緯は、加藤ハマ子（「住民と歩んだ保健婦活動」日本看護協会保健婦会宮城県支部編『宮城の保健婦』一九七七年）、宮腰孝（「宮城の保健婦活動」『精神医療』十六巻四号、一九八七年）、相澤宏邦（「市町村を基盤とした地域精神保健活動のあり方」岡上和雄編『分裂病のリハビリテーション』金原出版、一九八八年）らの報告に詳しく記されています。

①精神保健活動（相談および訪問）が市町村単位で展開されていること。
②患者（回復者）クラブが市町村単位に組織され、ほぼ全県下で結成されていること。
③患者（回復者）クラブを基盤に共同作業所作りが進んでいること。

などが宮城県の特徴と言えます。

ところで、患者・障碍者を地域で支えるとは何かについて少し考えてみたいと思います。

①私たちが支えるのは患者・障碍者であること。これはあらためて言うこともないほど自明なことがらですが、地域で活動する際には、ことさら肝に銘じておかなくてはいけません。病院内で活動する以上に、家族や近隣やいわゆる地域からの圧力は強く、そのなかで患者・障碍者の思いも圧し潰されかねないからです。

②支え・支え合う関係はあくまでもパーソナルな関係であること。個人対個人の親密な関係が基本であって、そうした関係に背馳したり、そうした関係を排除するような関わり方は極力回避されねばなりません。関わり方の質を規定するのは、その深さと豊かさです。

③関係は継続的であること。極端なことを言えば、継続性があれば関わるひとが専門家でなくても良い場合があります。変化を期待するには、それなりに充分な時間が必要です。現在あるシステム（たとえば保健所の体制など）が障害になることもありえます。

④病院と地域の見えない壁を取り払うこと。そのためには、ケースを通して相互に交流することが大切です。病院訪問、患者同士の交流会、病院からの家庭・地域訪問など方法はいくらでもあります。電話で連絡し合うのは、お互い顔見知りになって気心が知れてからです。知らない同士の電話や書類のみの連絡では誤解が深まるばかりです。

⑤活動のエリアは狭いほうが良いでしょう。保健所単位では活動の範囲としては広すぎます。せめて市町村単位で行われることが望まれますし、大きな市ではさらに小さな単位が必要となります。きめの細かなケアを展開するうえでは欠かせないことのように思います。

⑥地域の人びとを活動に巻き込むことです。ひとりでも多くのひとに私たちの活動に加わってもらえるのであれば、ボランティアであれ、組織されたひとであれ、個人であれどなたでも良いと私は思います。すべてうまく行くとはかぎらないことをあらかじめ念頭に入れておき、問題が生じた時対処する覚悟さえできていれば良いと思います。その場合に、活動の拠点がなければいけないし、誰からも分かるようになっている必要があります。

カプラン，G．は『地域ぐるみの精神衛生』（星和書店、一九七九年）のなかで、地域精神衛生専門職の役割として、①ある機関に援助組織を作りあげること、②「開かれた地域社会」に新しい援助組織を作りあげること、③既存の援助集団へのコンサルテーション、④すでに存在している組織されていない支援組織の育成、の四つをあげています。

「援助者が援助するのを援助する」ことが、今後私たちにとっての課題となってくるものと思われます。

（『東北精神医療』十八号、一九八九年）

七、精神科領域における地域リハビリテーション

かつて、精神科におけるリハビリテーションが、精神科病院内の作業療法・生活療法に限られていた時代がありました。閉鎖的な環境下で行われるさまざまな働きかけは、係わるひとの善意とは別に、結果的に対象者にとって好ましくない弊害を生むことも、次第に明らかになりました。そうした経験から、病院内の各種療法について根底的な見直しと反省が行われました。

リハビリテーション活動が病院内に押し込められていたのには、それなりに理由がありました。精神の障害は疾患であるから、狭義の医療を最優先すべきであるという考え方が古くから牢乎として続いてきました。そのため、病院収容と身体療法・薬物療法が積極的に行われたのです。急性期の治療にはこの手法で勝利を収めたかにみえましたが、慢性期では長期隔離の弊害と薬物療法の副作用が目立つようになってきました。そのため、その後療法として作業療法や生活療法が欠かせないものとされたのです。

ところが、精神科病院を開放化し、在院期間を短くする努力を試みたところ、ある種の社会生活上の困難を残しながらも、精神障碍者は地域でそれぞれの人生を歩むことができることが知られるようになりました。この社会生活上の困難には、職場にしろ住居にしろ、世間の方が障碍者を拒否しているために生じている側面と、障碍者自身の生活能力や作業能力が低下しているために生じている側面とがあります。

こうした知見から、あらためて精神障碍者の障害とは疾患なのか、障害なのかという議論が沸騰してきました。身体疾患と身体障害の違いになぞらえて、精神の障害を考えることが可能であろうか。精神障害の症状は波状的で、固定した障害のように写りながら軽快したり、あるいは完全に治ったようにみえても思わぬ再発があったりするではないか。精神障碍者が自らの障害を認識し、受容することが果たして可能なのだろうか。それが前提にない限りリハビリテーションはそもそもあり得ないのではないか等々、互いに異なる次元で錯綜した論議が展開されています。

この点に関して大方の合意が得られる結論が出るまでには、もう暫く時間がかかりそうです。しかし、精神障害の場合には疾患と障害が共存していること、精神障碍者も日常生活レベルでは生活のしづらさを通して障害の自覚を有していること、リハビリテーション過程で具体的な個人と相互的・親和的な関係を取り結ぶ経験をもつことによってリハビリテーションが可能となっていくことなどは、少なくとも共通の経験として語ることが出来るところまで到達しました。

こうした治療者側の認識のゆるやかな転換は、精神障碍者が病院から出て地域で暮らしはじめ、その一人ひとりの生活をデイケア・共同作業所・共同住居・回復者クラブなどで支援する経験の蓄積があったればこそできたことなのです。幸い、宮城県はこうした地域における支援活動が活発なところとして、高く評価されています。従って、未だ結論の出ていない多くの課題は、この宮城における実践的な研究を通して紡ぎだすことが期待されています。

（『ＯＴ宮城県士会ニュース』二四号、一九八九年）

ていきます。

八、精神障碍者の社会参加にむけて――生活支援とケアマネジメント

精神障碍者の社会復帰・社会参加のための施設は、宮城県内においても少しずつ整備されてきています。

精神科病院と保健所しかなかった時代を思うとまさに隔世の感があります。

しかしながら、施設におけるケアは、利用者のニーズが一人ひとり異なるにもかかわらず、利用者の方が施設の都合に合わせざるをえない面がどうしてもでてきます。

そこで、利用者の多様なニーズに応える方策として編み出されたのが生活支援という考え方です。

生活支援というのは、利用者を訓練したり、教育したりするのではなく、そのひとが日常生活を送るうえで困っていることを具体的に支援することです。したがって、生活支援の主体は当の利用者自身にあります。

援助者の役割は、まず利用者の生活をありのまま受けとめ、利用者が必要としている時に、必要としている支援をその都度提供しながら継続的に関わることです。

このような関わり方は、従来の援助する者と援助を受ける者という固定的な関係のありようとは根本的に異なるものです。

そうした理念にそって「地域生活支援センター」が設立され、二〇〇六（平成十八）に「地域活

動支援センター」に再編されました。

ところで、利用者と種々のサービスとを結びつける機能を、ケアマネジメントと呼びます。精神障碍者のためのケアやサービスの提供が多様化してきたため、それらを利用しやすいようにアレンジしていく必要性が発生してきたのです。

ケアマネジメントの原則は、
①具体的なニーズに焦点を当てて現実的に問題を解決する。
②継続的なケアを保障する。
③利用者の主体性を尊重して、相互の信頼関係のなかで課題に対応する。
④必要とされている種々のサービスの調整を図る。
⑤もっとも適切なケアを迅速に提供できるように柔軟に対応する。
⑥チームとして担当者を支えて問題の解決を図る。
ことであると言われています。

生活支援にしろケアマネジメントにしろ、すでにある資源やサービスを活用するだけでなく、必要とあらばあらたな資源やサービスを開発し作りだすことも目指されなければなりません。

「施設ケアから地域ケアへ」と言うのが、近年の精神保健福祉活動のスローガンでしたが、これからは地域での生活を支援しながら「地域を精神障碍者が暮らしやすい町に作り変えていく」ことが課題になります。

その際に、重要な拠点となるのが「地域活動支援センター」であり、活用されるべきなのがケアマネジメントの手法ということになります。

（宮城県精神障害者家族連合会『宮家連三〇周年記念誌』、二〇〇〇年）

第八章
東北の精神科医

一、安藤昌益

(一) 生涯と業績

安藤昌益(以下、昌益と略)は江戸時代中期の医師で、現在の大館市二井田に生まれ、同地で没したとされています。

大館市二井田の温泉寺に昌益の墓が発見されたのは一九七四(昭和四九)年のことです。昌益は字で本名は正信、確竜堂とも号しました。昌益の生涯は、一七四四(延享元)年に八戸に町医として登場し、やがて八戸を出奔し二井田に帰郷して、一七六二(宝暦十二)年に終焉を迎えるまでの晩年三分の一が判明しているにすぎません。

昌益は、狩野亨吉によって発見され再評価されるまで、ハーバート・ノーマンが言うごとく「忘れられた思想家」でした。

昌益の著作には、刊本『自然真営道・前篇』、稿本『統道真伝』、稿本『自然真営道』などがありますが、稿本『自然真営道』の大半は焼失しており、現存するのは十六巻分のみです。

一九六九(昭和四四)年に、山崎庸男によって、京都大学医学図書館の富士川游文庫のなかから『真斎謾筆』が、また国立博物館図書室の徳川宗敬蒐集本の中から『進退小録』が発見されています。筆者の真斎(姓は田中)は昌益より一世代後の医者で、昌益医学の継承者と目されている人物です。『真斎謾筆』は、昌益の稿本『自然真営道』の後半を、抄出・筆写し注解を付したものです。『進退小録』は、昌益の稿本『自然真営道』の後半部分から病症・治方・薬方・灸方などを除き、もっぱら医学方法論のみを要約・抄写し、それに自説を付したものです。

さらに下って一九八〇(昭和五五)年、清水瑛らによって、富士川游文庫から『自然精道門』が発見されました。筆写者は今のところ不明で、真斎とは別人と考えられています。『自然精道門』は、昌益の稿本『自然真営道』第八一巻「精道門巻」を底本とした要約・写本と見なされています。

こうして、今日、われわれは昌益の医学関係著作のほぼ全容を窺い知ることができるようになりました。

昌益の精神医学史上の位置づけについては、岡田靖雄がすでに「わが国の独自な精神医学の鼻祖」と讃え、高く評価しています。

さて、『真斎謾筆』『進退小録』『自然精道門』によれば、昌益は百種類を超える夢の分析を行っています。そして夢を生殖機能と関連させて論じており、夢が性欲を含めた人間の欲望、本能、情念、深層意識と緊密なつながりのあることを論じています。

(二)夢の分析

①夢のメカニズム

夢のメカニズムについて昌益はつぎのように述べています。

ひとの夢は、天地の夢に対応しており、昼の天気が良く地気も静かなときは、夜に天地は夢をみない。しかし、昼の天気が悪く地気が激しく変動するときは、夜に天地は夢すなわち気行の乱れや風雨のひどい荒れをみる。

人間の精神機能には、神・霊・魂・魄の四つの側面があり、そのうち神・魄は隔膜(今日の横隔膜)の上にあって昼をつかさどり、霊・魂は隔膜の下にあって夜をつかさどる。夜に眠るときは、神・魄が膜下に降り、霊・魂が膜上に昇る。その昇降が正しく静かに行われるときは、ひとは正常な眠りに入り、夢を見ない。ところがひとが私欲にとらわれると、八情が混迷して、神と霊の魄と魂に対する命令を乱すため、「神・魄」と「霊・魂」は狂乱して、下降・上昇を行い、両者は争い和合することなくして、夢を生じる。

外邪(環境や気象条件)や内邪(飲食物の影響)が腑臓に障って夢をみる場合でも、いずれも心を介して夢をみるのであり、結局のところ夢とは心の迷いにほかならない、というのです。

また、夢の予知機能について、昌益は否定的な見解を述べています。

②夢の成因

夢の成因について昌益が述べているところを、整理してみました(表1)。

まず大きく外因と内因に分けられます。外因には、環境や気象条件を意味する外邪と、口から取った飲食物の影響である内邪とが区別されます。

つぎに八情の互性に由来するものと八神の互性に由来するものがあります。これらのものを一応内因と分類します。

昌益が唱える八情・八神という言葉には独特の意味があり、若干の解説が必要になります。八情とは、人間の精神機能の感性的側面を意味しており、非情・理情・喜情・驚情・悲情・怒情・志情・意情があり、相互に関連しています。他方、八神とは、人間の精神機能の理性的側面を意味しており、『真斎謾筆』『進退小録』『自然精道門』では、悟・慮・覚・念・懐・巧・情・知に分けられています。

このうち、悟・慮・懐・巧は、稿本『自然真営道』では、それぞれ清浄・穏和・照光・明察となっており、多少の異同があります。

また互性という概念もきわめて独特な使われ方をしています。互性とは互いに対立し、かつ依存する二つの要素が、相手の性質を内包しあい、規定しあいながらひとつの事物の働きをする矛盾関係・矛盾運動のことを言います。木・火・金・水の四行がそれぞれ進と退の互性によって八気となり、宇宙から人間の精神活動に至るまで四行・八気の諸要素の運動として展開されるとしています。

表1　夢の成因

Ⅰ．外因
(1) 外邪
環境・気象条件
(2) 内邪
飲食物の影響
Ⅱ．内因
(1) 八情の互性
八情（非・理・喜・驚・悲・怒・志・意）の相互作用
(2) 八神の互性
八神（悟・慮・覚・念・懐・巧・情・知）の相互作用

③夢の記述

具体的な夢の記述について見ていきます。

第一は外邪が腑臓に留まってみる夢です。風・滋・熱・蒸・涼・燥・寒・湿の八種類の外邪が、それぞれ胆・肝・小腸・心・大腸・肺・膀胱・腎の八つの腑臓に留まると表2に示すような夢をみると述べています。たとえば、風が胆に留まると「走って止まらない」夢をみ、肝に留まると「穏やかに縄を引く」夢をみ、小腸に留まると「火が燃え揚がる」夢をみるというわけです。

第二は内邪が腑臓に働いてみる夢です（表3）。辛くて温いものを食べ過ぎると胆の温性に働いて「大風が吹き家や樹が破損する」夢をみ、酸っぱくて涼しいものを食べ過ぎると大腸の涼性

表2　外邪による夢

	胆	肝	小腸	心	大腸	肺	膀胱	腎
風	走って止まらない	穏かに縄を引く	火が燃え揚がる	火は見えず煙のみ	涼風晴天	鐘の鳴る音	激しい河の瀬音	激しい水波
滋	気が重く見たくない	濡れて重い器物	火が静かに消える	暗夜	身の皮が緩む	骨が重い	河の水が多い	井戸・池の水が増加
熱	風火に遇う	火が燃え難い	火が盛んに燃える	炎蒸	明るい光	硬い物が砕ける	寒熱で戦く	湿熱が蒸し煩わしい
蒸	強い南風	天気大いに暈蒸する	火が盛んに燃えて熱さに堪え難い	大いに蒸して雨が降りそうで降らない	身外の利痛	大きな毛虫の大群	急雨	湿虫の大群
涼	涼風が身を透る	滋木が多い	霜が消え易い	雨が急に晴れる	涼風盛んで虫が死ぬ	草木の凋落	草木が急に枯れる	腐った物が硬まる
燥	塵芥が飛揚する	茂る木が急に乾く	火が大いに広がる	赤い蝶が多く飛行する	万物が乾いて硬くなる	川堤の水が涸れる	水が減る	湿った物が乾く
寒	風雪	時雨	熱くなったり寒くなったり	外は寒く内は熱い	透身の利寒	堅い氷	甚だ寒くて草木が皆枯れる	氷雪が降る
湿	大風雨	滋雨	干雨	淋雨	急に雪が降る	雨が晴れる	垂氷が多い	物が腐り肉が腫れる

に働いて「縛られたり刑を受けたり」する夢をみるというのです。そして「胆の温性」と「大腸の涼性」とは互性関係にあるとされています。以下同様ですが、「鹹味」とあるのは塩味、「噪味」とあるのはくさみ、「啇味」とあるのは渋味のことです。

第三は八情の互性関係においてみる夢です(表4)。非情の迷いが胆の進気と結びついてみる夢が「人を刑罰すること、鷹狩りや鹿猟をすること、金銀を掠めとること、栄華をなすこと」とされています。また、理情の迷いが大腸の進気と結びついてみる夢は「天に升り日月星を引っ提げ、高山に登り跨がること、世人を罵り、終いに自ら陥ること」とされています。そして「胆の進気」と「大腸の進気」とは互性関係にあるというのです。以下同様です。

最後は、八神の互性関係においてみる夢です(表5)。この部分に関する記述は、『真斎謾筆』『進退小録』『自然精道門』で微妙に異なっており、項目の異同や重複などがあります。恐らくは筆写の際に書き違えた部分もあるものと推測されます。

悟の迷いが肺の退気に結びつくと「醒メテハ悟ルコトヲ睡レバ慮ルコトヲ夢ミ、醒テ慮ルコトヲ睡リテ夢ニ悟ル也」とあります。たくさんの例が記載されていますが、そのなかから一部を示

表3　内邪による夢

内邪	腑臓		夢の内容
辛味温性の過食	胆の温性	互性	大風が吹き家や樹が破損する
酸味涼性の過食	大腸の涼性		縛られたり刑を受けたり
苦味寒性の過食	膀胱の寒性	互性	水難に遇う
鹹味熱性の過食	小腸の熱性		漸く高く登る
香味燥性の過食	肝の滋性	互性	濡れて滑か
噪味滋性の過食	肺の燥性		喉が渇き息苦しい
甘味湿性の過食	心の蒸性	互性	はかばかしくないこと
啇味凝性の過食	腎の湿性		腐った物が多い

表4　八情の互性による夢

八情	腑臓		夢の内容
非情	胆の進気	互性	人を刑罰する・鷹狩や鹿猟・金銀を掠めとる・栄華をなす
理情	大腸の進気		天に升り日月星を提げ，高山に登り跨る・世人を罵り，終に自ら陥る
喜情	胆の退気	互性	貨財を得て王となり，高官に升り，驕奢して色欲も意のままになる
驚情	大腸の退気		剱難を蒙る・盗賊をして恥じる・暗夜に独り往く・世の嘲りを恥じ恐れ，胸の中が常に不安・隠れて啞言する
悲情	膀胱の進気	互性	父母や妻の病死・夫との離別・子の急死・望み頼むことが急に欠ける・葬送に遇い不意に涙が出る・水に溺れる
怒情	小腸の進気		喧嘩や刀争・烈火に遇う・理非を弁えず事を破り他人の誹謗を省みない・己が身を打撲・手に携える物を毀す・他人を悪口・貴き主親を恐れない・金銀貨財を顧みない
志情	膀胱の退気	互性	仏を信じ神祭祈願を貴ぶ・貧乏の者を悲しみ乞食に施す 回国修行を思う・仏参や看経を夢みる
意情	小腸の退気		天に諂う・下人を慈しむ・食物を与え，惜しい物も他人に分け与える・悪人を宥め怒情を忍ぶ・麁物も美として贈る 虚言や偽語を恥じる

表5　八神の互性による夢

八神	腑臓		夢の内容
悟	肺の退気	互性	醒メテハ悟ルコトチ睡レバ慮ルコトチ夢ミ，醒テ慮ルコトチ睡リテ夢ニ悟ル也。海－諸魚。此ノ人－彼ノ人ノ業。此事－彼事。
慮	肝の退気		其ノ事物チ慮テ其ノ縁チ離レザレドモ其ノ類チ遠ケテ夢ミル也 此ノ人－其ノ朋友。馬－牛。金銀－米穀。女色－男色。
覚	肺の進気	互性	欲ニ泥テ忘レザルトキハ，金銭ノ貯ヘアルコトチ夢ミル也。海－魚舟。男ノ業－女ノ事。田畑－穀。商賈－倍利。馬－飼料。
念	肝の進気		肝労レテ案回ラズ，因リテ陥ルコトチ夢ミル也。仏－蓮華。富貴－王侯。馬－鞍。狗－猫。陰門－尻。寺－僧。社－神主。
懐	心の退気	互性	天ノ気行－回日星月。海ノ闊キ－魚舟。世人ノ行業－利己渡世 諸鳥ノ群類－飛行自在。獣類－走リテ飛バザル。
巧	腎の退気		天ノ気行－回日星月。海ノ干満－潮ノ無量。世間ノ業－利己。鳥類ノ飛行－遠境ニ走リテ身チ立ツル。獣類－功業チ励マス。
情	心の進気	互性	謀計チナスコトチ情シテ懐フ虚妄ノ者ハ，大イニ辱メチ得ルコトチ夢ミル也。天道－日月星回。海－魚亀。彼ノ人ノ業－此ノ人ノ事。鳥類－飛行。獣類－速ク走ル。虫類－這ヒテ飛ブ。
知	腎の進気		大欲ノ為ニ知謀チナシテ霊チ労スルトキハ，暗夜ニ燈ナキコトチ夢ミル也。天道－回日月星月。海ノ無辺－干満ノ時。

しますと、醒めているときに「海」を悟ると「諸魚」を慮ることを夢にみるというものです。以下同様で「此ノ人－彼ノ人ノ業」「此事－彼事」などとあります。

慮の迷いが肝の退気に結びつくと「其ノ事物ヲ慮テ其ノ縁ヲ離レザレドモ其ノ類ヲ遠ケテ夢ミル也」とあり、「此ノ人」を慮ると「其ノ朋友」を悟るなどと例示されています。以下、「馬－牛」「金銀－米穀」「女色－男色」などと続きます。

そして、「悟」と「慮」、「肺の退気」と「肝の退気」は互性関係にあるとされます。以下同様ですが、ここに例示されている日中覚醒時に心に浮かんだ迷い事と、夜間睡眠中にみる夢の中の出来事との間に、どのような関連性ないしは法則性があるのかは、残念ながら読み取れません。また、夢の起こり方についての説明と例示との意味のつながりも不明です。一見すると、単なる連想・語呂合わせの羅列のようにも映ります。これらの解釈は今後の課題として残されています。

(三) 現代的意義

昌益は、中国医学の古典『黄帝内経霊枢』の夢の記述を批判して、夢の成因として人間の心の欲望を外部要因以上に重視し、その相互作用によるとしました。

その意味では、昌益の夢の分析は現代の夢解釈に一歩近づいたとも言えます。

いずれにしろ、フロイトの『夢判断』に一五〇年以上も先駆けて夢の分析を試みた昌益の業績は、現代から見直してみても刮目に値するものです。（第二回精神医学史学会口頭発表、一九九八年）

二、『東北帝大醫學部精神病學教室業報』のこと

東北大学精神医学教室の初代丸井清泰教授の時代に『東北帝大醫學部精神病學教室業報』(以下『業報』)が発行されています。第一巻第一号が刊行されたのが昭和七年七月のことで、昭和十八年十二月の第九巻第一号まで続きました。刊行総数は十冊にのぼります。ちなみに古過日、古書肆にて全冊を入手する機会がありましたので、その一部を紹介します。書には「慈雲堂金子準二文庫」なる蔵書印が押されてありました。

「業報規約」にはつぎのように記されています。

①本業報は精神分析學及び精神病理學に関して、東北帝大醫學部精神病學教室に於て研究された る業報ならびに、主幹の指導校閲を経たる舊教室員の業報を掲載す。

②本業報は毎年二回乃至四回不定期に刊行し改年と共に巻齢を加ふるものとす。

③出版費用は當教室の負擔とす。

④本業報の内容を無断轉載或は抄録するを禁ず。

編集主幹は丸井教授で、ほかに木村廉吉と早坂長一郎が編集を担当しました。途中で、山村道雄、小川芳雄に交替しています。

年に二回刊行されたのは昭和七年だけで、昭和八年から十二年までは二号合併号形式で出され、その後は十五年(合併号)、十七年、十八年に各一冊と断続的な発行になっています。

合計十冊に掲載された原著論文は三〇本で、その項目のみを列挙しますと、丸井清泰「ヒステリー性黒内障の一例に於ける精神分析學的研究」「鬱憂症に於ける摂取過程に就いて」「所謂偏執病性機制に就いて——二例の急性偏執病例に於ける精神分析學的考察——」、木村廉吉「パラノイアの精神分析學的研究（第一報～第三報）」「精神乖離症の精神分析學的考察」、早坂長一郎「神経症的不安の精神分析學的研究（第一報～第五報）」、古澤平作「交互性性格神経症と症状神経症」「強迫神経症に見られたる魔術的身振に就いて」「所謂神経衰弱症の精神分析」、山村道雄「赤面恐怖症に就いて（第一報～第三報）」「人嫌ひの傾向に就いて」「『ヒステリー』婦人患者に於ける感情変転症（Stimmungswechsel）に就いて」「欠伸現象に就いての精神分析學的考察」、土井正徳「憑依及神託を主徴候とする心因性精神病に就いて（第一報～第三報）」「満州人に見られたる憑依の異常心理に基づく犯罪行為」「回心——宗教心理の精神醫學的研究——」「関東州に於ける漢民族精神構造の研究（第一報・第二報）」、丸井琢次郎「ヒステリー性発作の本態に就いて——十七歳の少女に現はれたる特異なる発作の精神分析學的解釋——」、小川芳雄「同性相親症の精神分析學的一考察」となっています。

その他に各号にフロイトなどの論文の紹介記事が掲載されています。

ところで、有名な古澤の論文「罪悪意識の二種——阿闍世コンプレックス——」は『業報』に掲載されたものではなく、昭和十一年の『艮陵』に発表されたものです。

昭和九年十二月発行の第三巻第一及び二号（合併号）には「國際精神分析學會仙臺支部設立に就いて」の記事があります。それまで日本支部を名乗っていた矢部八重吉らのグループは東京支部と改称され、日本に二つの支部が併存する形となりました。名誉会員に三宅鉱一東京帝大教授を迎え、丸井教授が支部長、会計係が小峰茂之、秘書係が早坂長一郎となっています。その他の会員数は九名でした。

『業報』は、歴史の薄暗がりに埋もれた感がありますが、『業報』には、時間の試練に耐えて、いまだに引用されることのある貴重な論文が掲載されています。

（敬称は略した。旧かなづかいおよび片仮名表記の一部を現代表記に改めている。）

（平成十二年『東北大学精神医学教室年報』二〇〇一年）

三、丸井・下田論争――執着性格をめぐって

東北大学精神医学教室の初代教授丸井清泰と森田正馬の論争は日本精神神経学会の華とされた時代があり、「丸井・森田論争」として夙に有名です。しかしながら記録でみるかぎり、果たして実りのある討論であったのかどうかははなはだ疑問なしとしません。

一方で、あまり取りあげられることはありませんが、躁鬱病の病前性格をめぐる下田光造との論争はきわめて今日的な内容を含んでいました。

論争の発端は、第三十九回日本精神神経学会総会（一九四〇年）における下田の弟子の向笠廣次の発表に遡ります。向笠は「躁鬱病の病前性格に就いて」と題して口演し、以下のように述べました。

①患者については執着性気質特徴と躁鬱病との著しい親和性が証明された。
②患者の両親及び同胞における執着性気質特徴の頻度は患者自身の場合よりも著しく低いが対照より高かった。
③これに反して Zykloid 気質特徴のほうは、患者においても、両親・同胞においてもその頻度にほとんど差がなかった。

この発表に対して、丸井は「下田教授の所謂執着性気質とは如何なるものを云うか、又それと躁病状態並びに鬱病状態発生との関係を下田教授が如何に説明せんとして居られるかを詳細伺いたし。」と質問しています。

そして、精神分析学の立場からつぎのような見解を開陳しました。「吾人は精神或いは性格の根底に存する著しいアンビヴァレンツ、アンビテンデンツの傾向が躁鬱病の発生に大関係あるものと考え、特に本症が正反対なる病像即ち躁病状態並びに鬱病状態を以て現れ来る事及び其他種々の事実はこれによって一程度までよく理解し説明し得るものと考えて居る。Kretchmer の所謂循環気質なるものも吾人はこのアンビヴァレンツ、アンビテンデンツに関連せしめて理解し得る事と考えて居た。」

この見解に対して、下田は後日「躁鬱病の病前性格に就いて――丸井教授の質疑に対して――」という論文を認め反論しました。

「私は Ambivalenz（Bleuler）なる語には、それが感情に於てであれ或は動向であれ思考であれ、同時性ということが重要な条件であると解して居る。夏に暑く冬に寒い現象は Ambivalenz

と云えず、寒暖一時に到来する如き状態を形容する言葉であり、此同時性なくしては此語は意味を成さぬと思う。従って此語は Schizothymie や Schizophrenie に見る特殊の現象を形容するには屢々便利な言葉であるが、Zyklothymie には余り関係が無い様に私は考えて居たので『所謂循環気質なるものも吾人はこのアンビヴァレンツ、アンビテンデンツに関連せしめて理解し得る』と言われるのは理解に苦しむ。」

これに反論して丸井は次のように記しています。

「この二つの用語（アンビヴァレンツ、アンビテンデンツ）が相反する傾向の同時存在をいうのは当然であるが、しかし、ある傾向が表面に表れれば他方が裏面に隠れるのも当然であり、この意味では継時性の現象として現れうる。下田のように『アンビバレントという言葉は分裂病、分裂気質にみる特殊な現象を形容するのに便利な言葉であるが、循環気質とは関係がないとか、一定の精神状態を形容するのに便利であるが疾病の発生を説明する語ではない』などと、これらの語が表面的なる、あるいは非常に狭い意味に解釈されては泉下の Bleuler が泣くであろう。」（カッコ内は引用者の加筆）

結局、循環気質を Ambivalenz に帰すことができるという主張には無理があるとされ、この論争については下田に軍配が上がったというのが大方の評価でした。

しかしながら、躁と鬱の内的連関を両極的な葛藤として力動的に掘り下げてみるとき、丸井の主張はあながち的外れとばかりは言えなくなります。たとえば森山公夫は、両極的葛藤をアンビヴァレンツないしアンビテンデンツと表現することは可能としたうえで、自身の両極性概念のほうがより普遍的であると主張しています。そして「アンビヴァレンツ等は『硬化した弁証法』に相当するものと思われる。換言すれば、それ等は、『硬化した両極性』に相当する。」と述べています。

　このように、丸井・下田の論争は、双極性障害をめぐる今日的な議論に繋がりうる側面を、萌芽として内包していたとも考えられるのです。

　ところで、下田が執着性格を真正面から論じたのは「躁鬱病に就いて」（米子医学雑誌、一九五〇年）という論文においてです。

　執着性格については、気質と性格特徴と発症メカニズムの三つの観点から論じられています。第一の点について下田は「此性格者では一度起った感情が正常人の如く時と共に冷却することがなく、長く其強度を持続し或は寧ろ増強する傾向をもつ。」と記しています。

　また第二の性格標識としては「仕事に熱心、凝り性、徹底的、正直、規帳《ママ》面、強い正義感や義務責任感、胡麻《ママ》化しやズボラが出来ない等で、従って他から確実人として信頼され、模範青年、模範社員、模範軍人等と賞《ママ》められて居る種の人である、又発明発見等に適した性格でもある。」

　ところで、下田は続けてこうも述べています。「併しその強い正義感責任感が他の義務責任、自己の権利といった方面に向う場合には甚だ厄介な人物ともなり得る。所謂紛争者には此性格人が多い。また狂信者熱狂者も此性格の所産である。」

　後段のネガティブな側面についての記載は、その後あまり引用されていません。

　第三の発症メカニズムについては「執着性格者にあっては其標識たる感情興奮性の異常により、

休養生活に入ることが妨げられ、疲弊に抵抗して活動を続け、従って益々過労に陥る。此疲弊の頂点に於て多くは可なり突然に発揚症候群又は抑鬱症候群を発する、これによって初めて疲弊の原因から逃避し得ることになるのである。」

執着性格の記載が再評価されたのは、一九六〇年代に入ってからのことで、わが国では平澤一を、国外ではTellenbachを嚆矢とします。Tellenbachは執着性格にImmobilithymieという訳語を当てました。

丸井はかなり論争が好きな人間だったらしいことがさまざまな記録に残されていますが、個人的な資質だけではなく、当時精神分析学がわが国では受容されておらず、孤軍奮闘していた学界風土を指摘する識者もいます。

さて周知のごとく、丸井が東北帝国大学医科大学に着任する前に精神病学講座が開講され、一九一七（大正六）年に下田が講師として出張講義に来仙していました。

下田の弟子たちが編纂した「下田光造先生追悼文集」（一九七九年）を繙くと、「（東北帝国大学医科大学精神病学講座の）大学教授には（下田）先生がなるはずであったのであろうが、（東京帝国大学の）内科教室のまきかえしがあって、内科の丸井清泰助教授が……（中略）……、精神科の教授候補者として外国留学に出発した。」（カッコ内は引用者の加筆）という記述があります。

一方、石井厚はある本のなかで「実は東北帝大の精神科教授として呉教授（東京帝大精神科）が齋藤玉男を推薦し、青山教授（東京帝大内科）が丸井を推薦し、結局丸井に決まったという話もある」（カッコ内は引用者の加筆）と記しています。

もちろん、今となっては確認のしようもない歴史の一齣です。

（引用文中の旧仮名遣いは現代表記に改めた。小文の性質上文献記載は省略した。）

（平成二五年『東北大学大学院精神神経学分野・災害精神医学分野年報』二〇一五年）

第九章
こころの異彩

一、自閉症の狂人

私が大学に入学してまもなくの頃、高橋和巳の『憂鬱なる党派』が書下ろし長編小説叢書の第一番目として刊行されました。私と高橋和巳との最初の出会いであり、このときの眩暈にも似た息苦しさは、今でもありありと思い浮かべることができます。それからというもの、のめり込むようにして、高橋「苦悩」文学に耽溺した一時期がありました。

私の度し難く陰鬱で、人間の暗闇のなかに可能的な美を夢見てしまう性癖の一半は、おそらくこの時の体験と無縁ではなかろうと、今でも考えています。

高橋和巳によって、私は「文学」を読む楽しみを教わるというよりは、むしろ人間と人間のありようをめぐる様々な相剋、煎じ詰めれば「義」のありように対する目を開かされたと考えています。

大学を卒業して間もなく、彼の訃が報じられました。過ぐる大学闘争の最中、自ら選びとった凄絶な自己解体でした。彼が物と化して後に、重たい遺言『わが解体』が残されました。彼を死へと追いやったのは、われわれ同時代を生き残った者たちではなかったかと、今でも私は考えています。

彼の死後、和子夫人の手になる「かわいそうな人だといつも思ったこと」という短い随筆が公表されました。高橋和巳が無名で貧窮のどん底にありながら、まだ形を結ばない暗い想念を抱え込んでいた時代のエピソードです。いかに彼が閉ざされた世界のなかに暮らし、他人のこころを分かろうとしなかったかがくり返し述べられています。「主人は、要するに自閉症の狂人であった。私がこう書いて、驚く人があれば、その人の洞察力がにぶいのである。（中略）主人をあたたかい人と言う人もあり、反対に冷たい人と言う人もある。どちらの言葉も当っていない。自分の想念を撫でさすってくれるものに出会った時にたまたまあたたかい顔をしたのであり、自分の想念とは異質なものに出会った時にたまたま冷たい顔をしたのである。」「主人のまわりには透きとおる膜がたれさがっていて、主人はそこから生身の手を他人にさしだすことは決してなかった。」夫人は自閉症の子どもと彼との類似を述べ「自閉症の子供のなかには稀に天才的な能力をもつ者がいる」と結んでいます。

ひとはこの断定に戸惑いを感じたでしょうし、「苦悩教」信者の少なからざる部分が、沈黙を余儀なくさせられたのではないでしょうか。

夫人は当時の生き方を「現在という厭うべき時間を蹴りとばすようにして、なにか前方にある漠然とした『よきもの』を探り求めながら息せききって生きていた。」と述べています。他方、高橋和巳自身も「自分が文学をやろうと思ってからの相当期間は、率直に言って半分は気違いだったです。よう徹底したと、今となってはうそ寒くなります。」(『流動する時代と人間』)ともらしています。

私はここに、創造の裏にひそむ秘密を垣間見るような思いがします。「学問ではアポロン的な要求をみたし、創作ではディオニュソス的な要求をみたす。」と公言した、彼の激しい自負と矜持に思いをいたすのです。

埃にまみれた町工場の片隅に生を享け、俊英の名を欲しいままにし、いつしか知識人への道を歩き始めようとしていたのです。

「庶民と言われる人々を、現実には何も裏切っていないのに、裏切ったような気がして仕方がない。」「懸命に向上欲にすがって、空からおりてきた一本の糸に自分だけつかまって、ほかの人を現実にけとばした記憶はないのですけれども、なんとなくみんなといっしょにゆかないで、ひとりで這いのぼったという感じがどうしてもします。」(『知識人と大衆』)

無名であることへの激しい苛立たしさと、庶民を裏切るまいとする〈意志〉とのあいだに激しく揺れ動く青春の暗さがあります。しかも、その引き裂かれていく自己を懸命に直視しようとする時、苦悩は深く、破局は現実のものとなります。さらに逆説的なことには、そういった営為は、いったん現実と切れたところでしか遂行されないということもありえます。こうしてひとは二重、三重に、救いようのない矛盾の坩堝のなかに投げ込まれます。

『わが解体』へと突き進まざるをえなかった彼の生き方の〈核〉は、この青春時代の暗さのなかに胚胎したものでしょう。

『わが解体』は真摯に生きることの困難性を優しく重く語りかけ、今も生き残った者たちを鞭打っています。

私は今でも「自閉症の狂人」を哀惜してやみません。

（東北大学サイクリング部機関誌『銀輪』一三号、一九七四年）

二、光太郎と智恵子

高村光太郎は明治十六年、東京の下町に生まれました。明治三十五年東京美術学校彫刻科を卒業、同三十八年洋画科に再入学、翌年からアメリカ、イギリス、フランスで彫刻や絵画を学び、明治四十二年に帰国しました。

父光雲は木彫職人から後に東京美術学校（現在の東京芸術大学）の教授にまでなっていますが、最後まで江戸の町人気質の抜けなかったひとであるといいます。

西欧の自由な精神を身をもって体験した光太郎は、基本的なところでこの父親と齟齬を来たし、その後根深い葛藤に悩まされることとなります。

さて、パリ時代の光太郎は「高村の神がかり」とあだ名されるほどひどい混乱状態にあったらしく、本人自身も夢と現実の境界を失ったような体験を告白しています。離人感、自己喪失感に襲われ、帰国してからの数年間も危機的な状態が続き、デカダンの日々を送っています。

光太郎は元来が「ひどく神経質な反面、馬鹿に間の抜けたようなところがあり」「夢遊病というか、どうかすると一種の幻覚を見る傾向があった」などと言われています。あまりに潔癖で理想主義的な傾向や、市民生活における現実把握の拙劣さなど、多分に統合失調気質者の特徴を有していました。

その彼が留学に引き続くアイデンティティ（自己同一性）の危機を乗り越えることができたのは、智恵子との出会いによってです。この出会いがなかったなら、光太郎は自我の破綻を免れず、発病していた可能性があると推測する精神医学者もいます。

危機を脱した光太郎は「世界がわかわかしい緑になって青い雨がまた降って来ます」と歌い、智恵子との深い一体感の喜びを表現しています。

一方、智恵子のほうは、明治十九年福島の造り酒屋に生まれ、日本女子大学家政科を卒業しています。その後、油絵を学び、光太郎と知り合い二十九歳で結婚しました。

智恵子は、「はでやかな一面、寡黙な孤独性があって、友だちの群れからひとり離れて考えこんでいることが多く」、「無口な、非社交的な非論理的な、一途の性格であった」と言います。また同級生の証言には「冷たさを感じた」というものもあり、典型的な統合失調気質者でした。

智恵子のもつ純粋さに惹かれた光太郎は、その魅力を「魔もののように捉えがたい」と述べています。

智恵子は四十六歳頃から明瞭な統合失調症の症状を示し、興奮と昏迷をくり返して精神科病院で五十三歳の生涯を閉じました。智恵子の死後には、美しい紙絵と今でも若いひとたちの愛読の対象となっている『智恵子抄』が残されたのです。

このように濃淡の違いはあっても、二人はともに統合失調気質を有しながら、一方は天才芸術家として一生を送り、一方は狂気のなかで生涯を終えています。それだけでなく智恵子の狂気は光太郎の創造の触媒的役割すら果たしているのです。私は二人の軌跡を追ってみて、人生の不思議に思いを致さざるをえません。

偉大な芸術家の創造のかげに狂気が隠れている事実は古くから知られており、精神医学のなかにも創造と精神病理との関係を明らかにする分野があり、病跡学と呼ばれています。最近は、創作活動が狂気を克服する自己治癒作用を有している可能性や、夫婦間の精神的交互作用などにも研究者の関心が広がって来ています。

ところで、智恵子の発病に光太郎という存在が促進的に働いたのか、それとも、光太郎との出会いが逆に智恵子の発病を遅らせたのかは、目下議論の分かれているところです。

（文理予備校広報紙『文理タイムズ』二四四号、一九八三年）

三、HUMAN LOST

「脳病院ひとつき間の『人間倉庫』の中の心地については、いまは、申しあげませぬ。『新潮』新年号に『HUMAN LOST』といふ題の小説（四〇枚）書き送りましたが、それも全部を語ってゐませぬ。更生のプラン、すべて笹の葉の露の如くはかなく消えて、一面の焼野原に一〇日間さまよひ、私、完全の敗北を、この目に、はっきり見せつけられ、デスペラに落ち込む危険を感知、（以下省略）」

太宰治は、昭和一〇年春急性虫垂炎から腹膜炎を併発し、東京阿佐ヶ谷の篠原病院に入院して手術を受けました。このとき疼痛を緩和するために、麻薬鎮痛剤のパビナールを始めて使用しました。後に世田谷の経堂病院を経て、船橋に転地、肺結核の治療を兼ね静養中でしたが、入院中からのパビナール使用がだんだん嵩じて、ついに一日に一〇本から三〇本を自分で注射するという、いわゆるパビナール中毒に陥ってしまいました。

彼の健康を気遣った井伏鱒二氏などの手配により太宰は昭和十一年十月、江古田の東京武蔵野病院へ入院させられました。冒頭に引用した文章は、同院退院まもなく新潮社の知人宛に送られた書簡の一部です。

文中に予告された『HUMAN LOST』は、太宰が武蔵野病院に入院した一カ月間の生活を日記風に書き綴った作品です。

「『人権』なる言葉を思ひ出す。ここの患者すべて、人の資格はがれ落されてゐる。」

この入院体験は太宰に深刻な打撃を与え、「この度の入院は私の生涯を決定した」（『碧眼托鉢』）とまで言わしめています。

「『出してくれ！』『やかまし！』どしんのもの音ありて、秋の日あへなく暮れむとす。」（十一月二十五日）「誰も来ない。たより寄こせよ。／疑心暗鬼。身も骨も、けづられむしられる思ひでございます。／紫蘇の葉いちまいの手土産で、いいのに。」（十二月二日）

こうした記述には自由を奪われた太宰のやり切れない心境が吐露されています。中毒状態から脱した彼は病院の内情を詳しく観察し鋭い批判の目を向け、「私営脳病院のトリック」を列挙しています。

一．この病棟、患者十五名ほどの中、三分の二は、ふつうの人格者だ。人を信じすぎて、ぶちこまれた。

一．医師は、決して退院の日を教へぬ。確言せぬのだ。底知れず、言を左右する。

一．新入院の者ある時には、必ず、二階の見はらしよき一室に寝かせ、電球もあかるきものとつけかへ、さうして、附き添って来た家族の者を、やや、安心させて、あくる日、院長、二階は未だ許可をとってないから、と下の陰気な十五名ほどの患者と同じ病棟へ投じる。

一．ちくおんき慰安。私は、はじめの日、腹から感謝して泣いてしまった。新人の患者あるごとに、ちくおんき、高田浩吉の歌、はじめる如し。

一．事務所のはうからは、決して保証人へ来いと電話せぬ。むかうのきびしく、さいそくせぬうちは、永遠に黙してゐる。たいてい、二年、三年放し飼ひ。みんな、出ること許り考へてゐる。

一．外部との通信、全部没収。

一．見舞ひ絶対に謝絶。若しくは時間定めて看守立ちあひ。

さて、太宰の入院から四〇年以上を経て、当時の「入院カルテ」が発見され、主治医によって公表されました（中野嘉一『太宰治――主治医の記録』宝文館出版、一九八〇年）。

「カルテ」によれば〈性格〉の項にはDegenerant（変質者）とあり、〈診断〉についてはPsychopath（精神病質者）と記載されています。精神病質とは、性格異常のために自ら悩むか他人を悩ます者をいうとされていますが、極めてあいまいな概念のため、今日では医学的診断としては学会で否定されています。

主治医は、太宰が入院中病院の処遇に不満を抱き批判的であったことに触れたあとで、つぎのように記しています。

「『HUMAN LOST』は津島修治＝太宰治の被害妄想的な気分一色に蔽われた手記である。入院させられた、監禁させられたというパラノイア的な気分からは、逆に脱出できず、これが後年『人間失格』に集約されることになるのである。」

主治医は、太宰の行為・表現をすべて彼個人の病理性に帰しています。両者の意識の懸隔には驚くべきものがあります。

『HUMAN LOST』は精神科医の陥り易い思考の陥穽を患者の側から逆照射しています。

（東北大学サイクリング部機関誌『銀輪』二五号、一九八六年）

四、『髪の花』再読

「……母上様、声をひそめて聞きます。あなたは一度も狂ったことがありませんでしたか？狂ったことがないとおっしゃるなら、伺いたいのです。嫌な人間のうようよいる、この凄まじい世に、どうして狂わずに過してこられましたかと。病院の外の人達は、病院に入ったことがないというだけで、自分も気がつかずにみんな少々狂っているのではないでしょうか。……。」

小林美代子の小説『髪の花』の一節です。母親、しかも行方も判らない母親への手紙のかたちを借りて、小林美代子は五年間におよぶ精神科病院入院体験を綴っています。一九七一年に発表され、その年の第十四回群像新人賞を受賞しました。

当時、精神科医に成りたてだった私は『髪の花』に強い衝撃を受け、その後に上梓された自伝的小説『繭となった女』を手がかりにして、小林美代子の故郷を訪ねたことがあります。小さな田舎町を歩きながら、私は彼女が幼少期に体験した貧困と病気と一家離散に思いを巡らしました。姉を山のなかの精神科病院に預けて上京した彼女は、その後速記者として働き出しています。ようやく生活が安定しかかった頃に精神病に襲われ(『さんま』『幻境』に詳しい)、長期の入院を余儀なくされたのです。

「私達は医師の問診にあうと、自分の頬が痒くて、掻く行動さえ狂っている行動ではないかと疑う程、総ての判断に自信を失うのです。医師はそれも狂気、これも狂っている行動だったのだと、自信を持って患者に断言します。自分の頭脳と判断に絶大なる信頼を置いている。その疑いを持たぬ、医者の強さと神経は化け物の持つものではないかと思います。」(『髪の花』)

いったん精神科病院に収容されるや、患者の言動は総て病気のせいとして斥けられ無効化されてしまいます。「異常な状況においては異常な反応がまさに正常な行動」(フランクル『夜と霧』)なのですが、鍵と鉄格子のなかに閉じ込められ、治療者側から絶えず無効化をくり返され続けて、患者は二重に自信を喪失してしまいます。最初の自信喪失はもちろん発病という事態に伴うものです。自らの言動にすっかり自信を失ってしまった患者は、偏見に満ちた社会にふたたび戻ることに不安と恐怖を覚えてしまいます。幻覚や妄想などに捉われて正しい判断が困難なのは入院直後の比較的短期間のことです。入院が長期化すればするほど、この二次的な退所不安はいっそう強まり、退院が遠のいてしまいます。自信喪失と退所不安までもが病状のせいにされてしまうとしたら、これは何という不条理でしょうか。

『髪の花』はこうした不条理を鋭く、しかし静かに告発しています。『髪の花』の二年後、小林美代子は「私は本当のことを叫び通したのです。いろんな圧迫には、死をもって抗議します。お笑い下さい。」という悲痛な遺書を残して自らの命を絶ちました。

（東北大学サイクリング部機関誌『銀輪』二六号、一九八七年）

五、「松本竣介」を観る

宮城県美術館に『画家の像』と題する一枚の絵があります。画面全体が独特の赤褐色を帯び、その中央に、何かに立ち向かおうとするかのように意志的に屹立する画家の姿が描かれています。その横では、背を向けた妻と子が戦慄しています。背景の家並から浮き出ているこれらの人物像は見る者に強い印象を与えずには措きません。この一枚の絵を通して、私は松本竣介の名を知りました。

その後しばらくして、福岡市美術館に立ち寄る機会があり、そこで『彫刻と女』に出会いました。彫刻を見つめる女性の輪郭を示す黒の線を私は美しいと感じました。彼の絶筆です。

一九八六年四月には、東京国立近代美術館で彼を回顧する「松本竣介展」が開かれました。彼の作品のほとんどが網羅された大変規模の大きな展覧会でした。青を基調にして都会の街と雑踏を描いた一連の作品に心惹かれましたが、それにもまして、会場入り口に飾られた足を組み正面を向いている作者の写真が深く心に残りました。その視線は真直ぐこちらに向かい心を読み取ろうとしているかのように映っていました。

松本竣介は一九一二(明治四十五)年に東京に生まれましたが、父の仕事の関係で二歳から十七歳までは花巻・盛岡で暮らしています。「イーハトーヴォ」の自然は彼の心のなかに豊かな感受性を育んだに違いありません。

ところが、中学に入学して間もない十三歳の時に、流行性脳脊髄膜炎に襲われ、高熱が続いたために聴力を奪われてしまいました。一九四八(昭和二十三)年に三十六歳で没するまで彼に音の世界が戻ることはありませんでした(朝日晃『松本竣介』日動出版、一九七七)。

彼の代表的な作品のひとつに『議事堂のある風景』と題する絵があります。黒いシルエットの国会議事堂の前の道をひとりの男が荷車を曳いています。荷車のガラガラという音が今にも聞こえて来そうな気配が感じられるこの絵について、織田達朗は「松本のきこえない耳が、硬質なマチエール故、一層静寂な気配をふるわしてゆく純化された澄んだ車軸の音を、一瞬聴いたかの如き幸福な高揚をひそかに覚えはしなかったか」と書いています。そして松本竣介の絵は音を観る〈観音芸術〉であるという極めてユニークな解釈をしています（織田達朗『窓と破片』美術出版社、一九七二）。また、村上善男は『松本竣介とその友人たち』（新潮社、一九八七）のなかで、彼の作品『街』をとりあげて「『街』は音であふれている」と書いています。

一九八七年の秋、私は学会の合い間を縫って岩手県立博物館に足を運びました。『議事堂のある風景』をもう一度見たいというのが目的でした。「音」を確かめたかったのです。ところが私はもう少し別の発見をしました。岩手県立博物館には『黒い花』も飾られていました。この絵にただよう不安は、一連の『街』シリーズと共通しています。背景にある建物や町並と少女をとり巻くように配されている人物の描き方とのあいだには際立った違いが認められるのです。無機的な建物は中心人物とは距離があり、全く無縁に存在しています。ところが周辺の人物は中心人物とのあいだに距離がなく接近し、場合によっては密着しているのです。しかも自身の背後で、お互いが何やら声を発しているようにも映ります。少女はあたかも他者からの侵入の不安におののいているかの如くです。

この絵に、他者の声を聴くことのない聾者の世界を一瞬垣間見たように私は思ったのです。

（東北大学サイクリング部機関誌『銀輪』二七号、一九八八年）

六、「きまぐれ美術館」再訪

宮城県美術館は、洲之内徹の没後、そのコレクションを購入し、「きまぐれ美術館」というコーナーを設けて常設展示を行っています。

「きまぐれ美術館」とは、洲之内が雑誌『芸術新潮』に連載したエッセイにちなんで名づけられたものです。

洲之内徹は、一九一三（大正二）年に愛媛県松山市に生まれ、東京美術学校建築科に入学。在学中に日本共産青年同盟などの左翼運動に加わって検挙され中退。松山に戻り政治活動を続けましたが、ふたたび検挙されて、松山刑務所に収監。「転向」して出獄し、一九三八（昭和十三）年から終戦まで、軍の特務機関員として中国に渡り、諜報活動に従事。戦後、小説を書き始め、「棗の木の下」などで芥川賞や横光利一賞の候補となっています。

その後、田村泰次郎経営の「現代画廊」に入社し、一九六〇（昭和三十五）年以降、経営を引き継ぎました。

「気まぐれ美術館」の連載が始まったのは、一九七四（昭和四十九）年のことです。この間に収集した美術品の数々が、のちに「洲之内コレクション」となりました。一九八七（昭和六十二）年、脳梗塞のため死去、享年七十四歳でした。

ざっと足跡をたどっただけでも、いかに波瀾に富んだ人生であったかが窺えますが、晩年にいたるまで多数の女性との恋愛が絶えなかったようです。

洲之内の実生活における悲惨は、生前親交のあった大原富枝によって、小説『彼もまた神の愛でし子か』（講談社）に完膚なきまでに描かれています。

さて、「洲之内コレクション」のすべてが公開されたことは、これまで二度しかありません。

そのなかに、お世辞にも上手だとは言いかねるデッサンが二枚含まれています。「ニコライ堂」と「窓」と題する土井虎賀寿の素描です。常設展示では見られないものでした。

作者の土井虎賀寿は、一九〇二（明治三十五）年、香川県の生まれで、京都帝国大学文学部哲学科を卒業。大学院在籍中に旧制三高の講師となり、倫理学、哲学を講じました。その後、三高教授、京都大学講師となりました。四十五歳の時、職と家庭を投げうって上京し、東大仏文科の大学院に進学。のちに学習院大学、独協大学などの教壇に立っています。

若くしてニーチェを翻訳紹介し、華厳経の独語訳に挑戦して、一時は時代の寵児としてマスコミにもてはやされたこともありました。

一方で、奇行の絶えないひとで、弟子や知友から寸借しては放浪を続けるという人生を送りました（青山光二『われらが風狂の師』新潮社）。

じつは、土井の奇騎な言動は双極性気分障害によるもので、生涯に何度か精神科病院に入退院をくりかえしています。六十九歳で息を引き取ったのも精神科病院のなかでした。

双極性気分障害とは、気分の爽快・高揚と気分の沈滞・憂鬱とを周期的にくりかえす精神障害で、躁とうつの病相の後は正常な精神状態に戻るのを常とします。

青山の小説によれば、土井は「たいてい一年に一度、〝躁〟の状態になると、哲学者をやめて画家になるのであった。」カルトンを抱えて放浪する姿は、とても偉大な哲学者には見えなかったようです。そして、誰彼の区別なくデッサンを売りつけては、また放浪に出るという生活でした。

多分、そのうちの何枚かが洲之内の手に渡ったのでしょう。「現代画廊」では、一九七四（昭和四十九）年に、「土井虎賀寿素描展」が開かれています。

　土井の素描について、洲之内はエッセイのなかで、「際立った特性を持ちながら容易なことでは正体を明かしそうにもない魅惑」と賞賛しています（『気まぐれ美術館』新潮社）。

　そのうえで、精神科医が「彗敏で、純粋で、洞察力に富む自由な魂」を「狂気」として片づけることに異議をとなえています。

　洲之内徹が土井の素描に見ていたのは、土井虎賀寿の魂の高揚であったのかも知れません。永遠の高み、たとえ病気の産物であっても、それは人びとを魅惑してやまない何ものかです。

　二枚のデッサンを前に、私は、栄光と頽廃とが隣り合っていた二人の人生行路にどこか通じ合うものを感じてしまうのです。

（未発表）

七、『世紀の狂人』を尋ねて

　私の手元に黄色に変色した一冊の小冊子が残されています。今から四〇年以上も前に発行されたタイプ印刷の論文集です。そのなかに「精神医療史の視点」と題する短い随想が載っていました。安田徳太郎著『世紀の狂人』（岩波新書）の存在を知ったのは、その随想によってです。大学の卒業を間近に控えて、自分の進路を決めかねていた頃でした。

　その随想の著者である新井清という精神科医は、学生時代から安田徳太郎のことが気になり、安田徳太郎についての評伝を密かに準備していたとも書いてありました。

この時から、私の『世紀の狂人』探しが始まりました。当時、岩波新書は絶版になっており、容易には手に入らない状態でした。

近くの古本屋を虱潰しに歩きましたが無駄でした。上京の機会があると、必ず神田の古書街に立ち寄り、ただ一冊の新書を尋ね歩きました。また、いくつかの書評紙の探求書の欄に広告を依頼しましたが反応はありませんでした。

そうこうして数年が過ぎ、私はようやく精神科医として歩みだし、心病む人びとの診療に忙しくなりだしていました。「狂気」とは何かという問いに取りつかれ、出口を見い出せないまま臨床に疲れていました。

そんなおり、たまたま古書展のカタログに『世紀の狂人』を見つけ、念願を果たすことができたのです。

「狂人は社会的産物であり、狂人の描く妄想は飽くまでも社会的反映を持つ、従って狂人の妄想を通して吾々は逆に彼等の生きる政治社会的情勢を分析することが出来るといふ私の社会医学観を、私はピネルの著書を借りて自由に展開した」と安田徳太郎は「はしがき」で述べています。

精神医学の歴史を学問固有の発展史として捉える視点が一般的であった当時、私はあまたの医学史書に不満を抱いていました。狂人として扱われた人びとの歴史、言い換えれば精神病者の処遇の歴史にこそ、ことの真実が現れているに違いありません。「精神医学史」ではなく「精神病者処遇史」こそが書かれなくてはいけないと感じ始めていたのです。

『世紀の狂人』は、そうした私の形にならない想念に火をつけてくれました。

フランス革命の時に、精神病者を鉄鎖から解放したとして有名なピネルへの関心も高まりました。詳しく調べ始めると、ピネルには「神話」が纏いついていたり、時代的な制約があったことなども明らかになってきました。

ピネルを境にして、「狂気」が「医学」の対象とされる大転換が生じたのです。それは、啓蒙的な近代の勝利として評価されていますが、医学の肥大化がさまざまな矛盾を生み出している現代から反省的に捉え直してみる時、評価の分かれるところでもあります。

『世紀の狂人』に出会って、また数年が経ち、私はパリのサルペトリエール病院を尋ね、ピネルの跡を尋ねました。

サルペトリエール病院の前に今も立つピネルの銅像は、ずいぶんと気難しい顔をしていました。解放したはずの鉄鎖はなぜか精神病者を拘束しているように映り、不思議な感慨を覚えたのです。ピネルに始まった、私の精神病者処遇史への彷徨は、ときおり現代に立ち返りながら断続的に続いています。

いつのまにか、私の書架には安田徳太郎の著書と安田徳太郎に関する資料も増えつつありました。それから、何年かして、私に『世紀の狂人』を教えてくれた新井清が亡くなったと聞きました。一度も面識はありませんでしたが、突然の早逝でした。彼の『評伝・安田徳太郎』は未完に終わってしまいました。

ちょうどその頃、岩波新書の特装版として『世紀の狂人』が復刻され、いまでは手軽に読めるようになりました。

この一冊を手に入れるのにずいぶんと苦労したことを思い起こしながら、私は改めてページを繰ってみました。はるか昔に別れたひとに再開したような懐かしさに襲われたのです。

そして、志半ばにして急逝した新井清というひとに思いを馳せたのです。

（未発表）

八、ピネルとイデオローグ

フィリップ・ピネル（Philippe Pinel, 一七四五～一八二六）がフランス革命のさなかに、精神病者を鉄鎖から解放したことはあまねく知られています。そのことをもって彼は近代精神医学の創始者とも言われています。

ピネルの名をわが国に最初に紹介したのは呉秀三（『精神病学集要』後編）ですが、彼の生涯や業績については土屋栄吉の小論（東京医事新誌、第三〇三九号、昭和十二年）および安田徳太郎著『世紀の狂人』（岩波新書、昭和十五年）に詳しく記されています。

ピネルは一七四五年四月二〇日に生まれました。彼の父は、サン・ポール・カプ・ド・ジュウの外科医であり、そこで幼年時代を過ごしました。ゴルス神父にラテン語と宗教を教わり、少年僧の位を受け、神職をめざしたこともあったと言います。一七六七年、二十二歳の時トゥルーズの大学に入り、数学、自然科学、とりわけ医学を勉強し、一七七三年に学位を受けました。その後モンペリエに行き、英語を修めカレン（神経症という言葉の提唱者）の著書を訳したりしています。そこで英国人の友人と親交を結び、ともにパリに赴きました。パリに到着後、ピネルはベロムの保養院でマニーとメランコリーの研究に着手し「老年期前にその精神が狂気となる患者を治療するもっとも効果的な方法」と題する論文を一七九一年に王立医学会に提出しています。翌年四七歳のピネルは結婚し、二人の息子を儲けました。

一七九三年、彼はビセートルの医長に任命されました。そこでピュサン（元患者で看視人）の協力を得て、精神病者を鎖から解放するという大改革を断行したのです。その模様は彼の息子シピオン・ピネルによって感動的に描かれており、後世に語り継がれることとなりました。ピネルは二年後の一七九五年にサルペトリエールの医長に任命され、そこでも同様の改革を行いました。その光景を描いたフルーリーの絵が有名です。ピネルは「精神病者は罰に値する罪人であるどころか、病人なのであって、そのみじめな状態は悩める人類に対して与うべきあらゆる思いやりを受けるに値するものである。彼らの理性を回復させるために最も簡単な方法を試みるべきである」と述べています。

その後ピネルはナポレオンの顧問医となり、科学アカデミーの会員となりました。一八〇四年にレジオン・ドヌール勲章を与えられ、晩年にはトルフラの市長に任命されたりもしています。一八二六年一〇月二五日、脳出血のため死亡しました。

ピネルは、瀉血、水責めに反対し、薬剤を無差別に使うことにも反対し、むしろ患者の自然治癒力に期待しました（ジルボーグ著『医学的心理学史』みすず書房）。アッカークネヒト（『パリ病院』思索社）によれば「ピネルの態度は期待的懐疑主義とおだやかな合理主義が特徴である」ということになります。

ピネルの精神病者解放の事績については、後年大きな論争が巻き起こり、フーコーの批判(『精神疾患と心理学』みすず書房)、さらにはバリュック(『フランス精神医学の流れ』東京大学出版会)の反批判などが展開されています。また、解放の場所、日時についても不明確なところが多く、時代背景のなかである種の神話が形成されたという指摘もあります(神谷美恵子:「ピネル神話」に関する資料.津田塾大学研究紀要、第五号、一九七三.菅原道哉:ピネル神話の形成.精神医学、第二七巻四号、一九八五)。

ところで、ピネルの思想形成に大きな影響を与えたイデオローグたちとの交流については、これまであまり紹介されてきませんでした。そこでローゼン(Rosen, G.)の小論によってその辺の事情を跡づけてみたいと思います(Rosen, G.: The Philosophy of Ideology and the Emergence of Modern Medicine in France.Bull. Hist. Med., 20; 328, 1946.)。

イデオローグと呼ばれる思想家たちの一群は、フランス革命を通じてもっとも重要な役割を演じ、十八世紀末から十九世紀初めにかけてフランス医学の再生と発展に理論的にも実践的にも大きな貢献をしました。この学派の創始者はコンディアック(Condillac)であり、彼とイデオローグたちを結びつけたのはエルヴェチウス婦人のサロンでした。十八世紀末、彼女の家はコンドルセ、ダランベール、ラボアジェなどの著名な知識人たちの会合場所となっていました。

コンディアックの感覚論は二つのことを内包していました。すなわち、感覚が認識の一次的な前提であり、すべての思考および理解機能(知覚、判断、記憶)は感覚の複合体であって、分析によって構成要素に還元しうるというものです。観念の形成の基礎は経験にあり、経験は直接的に感覚に与えられます。観念は事物（対象）の表象にすぎず、現実はわれわれ自身の外側に存在します。すべては感覚路を通して心のなかに入るのです。したがって、観念の正しさは分析という手法によって初めて確かめることができ、分析によって心の働きが研究可能となり、人間理解は真実に到達するというのです。このいわば受身的な心理学と経験主義との結合がイデオローグの考え方の最大の特徴でした。

こうした哲学はカバニスやデュストゥドトラシィによって体系化されました。カバニスはエルヴェチウス婦人の養子となり、死後財産を相続しています。

ピネルはカバニスとルセルによってイデオローグたちのサロンに紹介されました。ピネルは彼らとの交流のなかで深く影響を受け、医学理論に分析的方法を適用しました。その結晶が彼の主要な著書のひとつである『哲学的疾病学、分析的方法の医学への応用』（一七九八）でした。この本は好評で、二十年間に六度版を重ねました。同時代の人びとのあいだで彼が名声を博したのは、彼が疾病分類の研究に分析的方法を適用した最初のひとであり、分析的方法ですべての仮説を疑った最初のひとであるという事実によると言われています。

ピネルにとって分析とは普遍的に適用できる科学的方法論であり、仮説の正しさを吟味し、真実を見い出す手段でした。イデオローグの哲学と同様に、ピネルは現象の記載のみでは疾病の正しい理解に到達しないと考えました。臨床的に観察された現象を分析して、器官にまで遡り、さらに器官を構成している種々の要素の変化まで捉える必要があると考えたのです。しかしながら、実証を求める彼の計画は完成を見るまでには至らず、実証化の仕事はビシャに引き継がれることになったのです。

イデオローグの影響は医学教育の革新、精神病治療の改革にまでおよび、前述したピネルの病者解放を思想的に準備したのです。一八八五年七月にサルペトリエール病院の正面に建てられたピネルの像は今も残っています。

（『宮城県医師会報』五一一号、一九八八年）

九、滝廉太郎と呉秀三

一九九三（平成五）年に東映映画「わが愛の譜――滝廉太郎物語――」が上映され話題を呼びました。原作となった小説（郷原宏『わが愛の譜』新潮文庫）では、滝廉太郎が病いを得てドイツから帰国する途中、呉秀三が同行したとされています。

明治三五（一九〇二）年八月二十二日のことです。滝を乗せた日本郵船の若狭丸は二十四日未明にアントワープを出港し、同日夕刻にロンドン郊外のチルベリー・ドックに接岸しました。そして、二十九日日本をめざして出帆しました。

このとき同行したとされている呉秀三は、わが国の精神医学の基礎を築いた精神病学者で、のちに東京帝国大学教授となり精神病学講座を担任するとともに東京府立巣鴨病院（現在の都立松沢病院）の院長を兼ね、わが国の精神病院医療の確立に貢献した人物です。

滝廉太郎が呉秀三と帰国行をともにしたとすれば、二人のあいだでどんな会話が交わされたのでしょうか。その光景を思い描くだけで非常に興味が湧きます。

ところで、呉秀三の伝記によれば（岡田靖雄『呉秀三――その生涯と業績――』思文閣出版）、呉がベルリンへの留学に出発したのは、明治二十九（一八九六）年のことであり、ハイデルベルク、パリを経て帰国の途についたのは、明治三十四（一九〇一）年八月三〇日とされています。

当時イギリスに留学中であった夏目漱石が呉を見送りました。漱石の日記（『漱石全集・第十三巻』岩波書店）を見ますと、明治三十四年八月三十日の項に「Albert Dock ニテ Sweet, 池田、呉三氏ヲ送ル」とあります。

呉の帰国と滝の帰国の時期には、明らかに一年のずれがあるのです。

にもかかわらず、滝廉太郎と呉秀三が若狭丸に同船して日本へ向かったと記述している作品がほかにも見受けられます。いずれの作者も、小長久子著『滝廉太郎』（吉川弘文館）を引用しています。そこにはつぎのように記されています。

「（明治三十五年）八月二十二日滝は在留者に見送られ淋しくライプチヒ駅を出発して、佐々木氏や呉博士とともにベルギー国のアントワープ港に向った。」「無事、碇泊中の日本郵船会社の若狭丸に乗船することができ、二十四日早朝出帆、午後ロンドン郊外のチルベリイドックの埠頭に入港した。」

この時、滝を見送ったのは「荒城の月」の作詞者土井晩翠です。作詞者と作曲者の出会いはこのときが最初で最後でした。

さて、登場人物はこれですべて揃いました。舞台はロンドン郊外テームズ川河口です。

明治三十四（一九〇一）年八月十五日、夏目漱石はロンドンのヴィクトリア停車場に土井晩翠を出迎え（土井晩翠顕彰会編『土井晩翠』宝文堂）、三〇日に、呉秀三をアルバートドックで見送りました。一方、翌年の明治三十五（一九〇二）年八月二十四日から二十九日の間に滝廉太郎をチルベリードックで見送ったのは土井晩翠です。

明治の知性を代表する、夏目、土井、呉、滝の四人がロンドンで交錯しました。四人の放つ妖しい光彩が、後世の人びとの目を眩ましたのでしょう。

山田野理夫も書いているように（『荒城の月―土井晩翠と滝廉太郎―』恒文社）、「一年一日の違いと、同じテームズ河船上が舞台であることから、訛伝されたもの」に違いありません。

このような混同が生じた背景にはもうひとつの理由があります。イギリスから帰国した漱石を、のちに診察したのが呉秀三だったからです（夏目鏡子『漱石の思ひ出』岩波書店）。

かくして、滝廉太郎と呉秀三の出会いという夢想は、春の淡雪のごとく消えてしまったというわけです。

（『仙台市医師会報』三五五号、一九九四年）

十、マーラーとフロイト

作曲家グスタフ・マーラーがジグムント・フロイトの精神分析を受けたのは、一九一〇年八月マーラーが五〇歳の時です。この頃、マーラーは『交響曲第九番』を完成し、『交響曲第一〇番』に取り組んでいる最中でした。十九歳年下の妻アルマとの関係は結婚当初から必ずしもしっくり行っていたわけではありませんでしたが、この時期ついに二人のあいだは危機的状況にまで至ってしまいます。

マーラーの妻アルマは本来作曲家を志していましたが、マーラーの反対に会って断念し、結婚後は彼の音楽の理解者であり批評家ともなりました。しかしながらアルマの情熱的で気位の高い性格は、しばしばマーラーを苦しめることもありました。

一方、マーラーの日常には強迫的傾向が認められています。たとえば仕事を終えて自宅に戻ると、広い階段を五階まで一気に駆け登るのが癖でしたが、一階の入口のベルの合図があってからマーラーが手を洗って食堂に入って来るまでの短い時間に、家人はテーブルの上に温かいスープを用意しておかなければならないのが常でした。また極度の集中の結果、オペラの練習の最中に指揮棒で指揮台を叩きながら、「勘定書きをもってこい！」などと無関係なことを口走ることもあったようです。こうしたエピソードはマーラーの強迫性格や自生思考を示唆しています。

さて、こうした並はずれた創造家との生活に疲れ切ったアルマは一時期マーラーと離れ、グラーツ郊外で過ごしましたが、そのおり、若い建築家グロピウスと燃えるような激しい恋に陥ってしまいます。

そのことを知ったマーラーはひどく気が沈み、妻が自分のそばに居るということを一晩中くり返し確かめずにはいられない症状を呈するようになりました。

そのために知人の勧めでフロイトの診察を受けることになりました。ところがマーラーの申し入れに対してフロイトが日取りを決めて電報を打つと、マーラーから電報が来て、それを取り消してくるということが三度もくり返されています。受診の段階で、すでにマーラーの強迫症状

（疑惑癖）が明らかになっています。

ライデンのホテルで落ち合い、四時間町をぶらぶら歩きながら精神分析が行われました。たった一度の分析でフロイトはマーラーの母親コンプレックスを見抜き、「アルマが父親の像を求めているのに対し、マーラーは悲しみにやつれてこの世を去った母親を愛し続けており、マーラーはアルマに対してもその母親のような苦しみを無意識のうちに求めている」と解釈しています。精神分析に触れたことは一度もないのに、彼ほど速くそれを理解したように見えたひとには会ったことがないと、フロイトは後に弟子のジョーンズに洩らしています。分析的な会話は明らかに効を奏したのです。

フロイトのところから戻ったマーラーは世界初演まぢかの『交響曲第八番』をアルマに献呈したり（マーラーが他人に献呈した作品はこれだけである）、『交響曲第一〇番』のスケッチの随所にアルマに対する愛の言葉を書き連ねたりしています。ふたたび幸福な結婚生活に戻ったと言うべきでしょうが、不幸にして長くは続かず、翌年マーラーは五十一歳の生涯を閉じています。

このたった一度の分析において、マーラーはそれまで作曲の際にたびたび経験していた困難（卑俗な流行歌がくり返し頭に浮かんできて邪魔をする）が、自らの幼時体験に起因していることまでも洞察しています。

ところでフロイトが公刊した症例のうちその後の経過や転帰が判明したものの大部分は失敗例としか言いようがなく、少なくとも臨床家としてのフロイトの力量については近年各方面から疑問視されるに至っています。

そうしたなかにあって、たった一度の分析で立ち直ったとすれば、マーラーの場合は稀有な例外と言ってもよいかも知れません。

（『仙台市医師会報』二九三号、一九八八年）

十一、色川武大の『狂人日記』

色川武大の文章はけれんみがなくて実にいい。彼は、阿佐田哲也のペンネームで、前例のない麻雀小説というジャンルをつくり出したひとで、ギャンブルのプロとしても、名の通ったひとであったらしいのですが、私は、色川武大をまったく知りませんでした。

その彼が、雑誌『海燕』に『狂人日記』と題する小説の連載を始めました。職業柄「狂気」とか「狂人」という文字を見ると、必ず目を通さないと気のすまないところがあって、いつしか連載を楽しみにしながら待つようになりました。

『狂人日記』の主人公は、精神科病院に入院中の五〇男です。精神病の体験がきわめて実際に即して描写されています。連載の第一回目を読んだときには、著者自身の体験かと思わされました。しかし、単行本のあとがきを読むと、十数年もの間、幻聴や幻覚に苦しめられ、病院生活を余儀なくされた、ある飾り職人の一生に触発されて書かれたものであることが分かりました。『狂人日記』が読売文学賞を受賞してほどなく、平成元年四月に色川武大は不帰の人となりました。享年六〇歳。訃報に一関市とあり、そのことにも興味をそそられました。二〇年間に十回以上の転居をくり返した挙げ句の、最後の転居先であったらしいのです。

彼の死後、妻の色川孝子の手になる『宿六・色川武大』が上梓されました。無頼の毎日と破天荒な人生が絶妙なユーモアで活写されています。

妻の本によって、色川武大がナルコレプシーに罹患していたことを知りました。それで『狂人日記』の謎の一部が解けました。描写が実にリアルなので、伝聞だけで書いたとは信じがたかったからです。

ナルコレプシーというのは、①日中の過度の眠気あるいは睡眠発作、②驚き、笑いなどの情動によって誘発される脱力発作、③入眠時幻覚、④睡眠麻痺、などの特徴を有する睡眠と覚醒のリズムの障害で、一万人に三〜六人の頻度で出現する原因不明の病気です。

妻の観察によれば、「ベッドに横になるたびに、幻視、幻覚、幻聴にとり憑かれているようでした。ナルコレプシーの悪魔に登場するお化けや妖怪の類を追い払うために、ベッドの横には乗馬の鞭が置かれています。その苦痛は独特らしく、色川でさえも具体的に説明しがたい」ようであったと言います。

なるほど、そうした目で彼の小説を読み直してみると、そこここにナルコレプシーの病的体験が散りばめられていることが分かります。

「私の場合、持続睡眠が一、二時間しかとれず、そのかわり一日に何度も暴力的な睡眠発作に襲われる。生命を失う危険はないようだが、疲労感は常人の四倍といわれ、集中力を欠き、また症状の一つとして幻視幻覚を見る……発病した当初は幻も一年に何度というくらい間遠だったし、極端な怠け者であることも含めて、自分の特性乃至才能のように思い、エキセントリックを売り物にしていたような頃があった。……。ナルコレプシーという病名を知ったのは四〇をすぎてからで、私はなかなか医者に行かないから、症状が一段と烈しくなり苦痛に見舞われない日がないようになった三〇代半ばでも、自分で飼い慣らすよりほかなかった。……幻視幻覚は昼も夜も現れていたし、諸関節や顔の筋肉の脱力症状があり、その頻度は日増しに烈しくなった。人と食事していても、道を歩いていても、失神する。絶えず現れる幻のために、知覚が混乱する。幻は、寝床の中だけでなく、昼間、眼を開けていても私の眼球に写っている。その場ではこれは幻だと承知しているが、それが記憶の中に混じると、どれが現実でどれが幻かわからなくなる。自分の頭が故障をおこしている、ということは疑えない。私の体験的実感では、幻視幻覚というやつは、衰弱のために、平素は身体の底に沈んでいる無用の意識の切れ切れが、制御しきれなくなって表面に出てくるものであるらしい。」(『風と灯とけむりたち』)

彼の幻視や体感幻覚の模様は、たとえば『ぼくの猿、僕の猫』などにも描かれていて、奇妙にグロテスクな世界を提示しています。

本人は、つねに不安と恐怖にとりつかれており、本格的な狂気に陥る心配と同居していたにもかかわらず、それがそのまま外側に現れるわけではないので、周囲のひとから理解を得ることは困難で、しかもしばしば滑稽に映るため、笑いの種とされてしまいます。

「ふだん、発作のたびにいろいろな失敗をすると、そのたびに皆が笑う。私も、逆に笑い話にして、我がことながら皆の仲間入りして笑うのだが、他意なく笑ってくれてるように見えても、健康人たちの笑いは対岸の火事を見て笑う式のものであろう。」(『ぼうふら漂遊記』)

伝わらないもどかしさのなかで、心は次第に屈託していきます。

こうした著者の体験が下敷きになって、『狂人日記』の描写が生れたと考えて間違いなさそうです。そのモチーフを長いことあたためていたと著者は語っていますが、「『俺と彼』同時日記の書き方」（『新潮四五』一九八五年七月号）あたりに考想が胚胎したものと推測されます。

このように書いてくると、『狂人日記』はいかにも病床文学のように聞こえてしまいますが、これはあきらかに恋愛小説です。恋愛小説が、現代においてはもはや成立しないと言われて久しいですが、『凍河』（五木寛之）、『ノルウェイの森』（村上春樹）、『スケーターワルツ』（加賀乙彦）など、精神病者を主人公にした恋愛小説の系譜が続いています。純粋な心を保持することの難しい時代を暗示しているのかも知れません。

（東北大学サイクリング部機関誌『銀輪』三〇号、一九九一年）

十二、相馬事件の後藤新平

相馬事件は、明治二〇年代に日本中を沸かした一大スキャンダルです。また、当時の政界・医界の大物を巻き込んだ疑獄事件でもありました。

ことの発端は、相馬藩の旧臣錦織剛清が、相馬家の家令志賀直道（志賀直哉の祖父）らを告発したことに始まります。

告発の趣旨は、志賀らが相馬家の財産を横領せんとして、藩主相馬誠胤を狂人に仕立てて幽閉したというものでした。

錦織らは、誠胤の入院先の東京府癲狂院に忍び込んで誠胤を奪い取ったり、誠胤の死後は毒殺の疑いがあると告訴したりしました。

しかも、錦織は『相馬家紛擾の顚末』（明治二〇年）や『神も仏もなき闇の世の中』（明治二五年）などを著して世論に訴えたのです。

それによると、志賀は誠胤の父親の妾と姦通して、その子に相馬家を継がせようと謀り、誠胤の妻が先天的な性交不能症であることを知りながら結婚させ、発狂に追い込んだというのです。当時の新聞は、お家騒動まがいの怪事件を面白おかしく書きたてたため、庶民の多くは錦織に味方しました。

相馬家は当然反論を余儀なくされ、両者のあいだで訴訟合戦が続いたのです。

相馬家の主張によれば、誠胤は明治九年頃より挙動に不審の点が認められるようになりました。明治十二年には、華族局より許可を受けて私宅監禁の処置をとりました。訴えを起こされてからは、帝国大学雇医師ドクトル・スクリッパ、同教授三宅秀・原田豊の三医師に鑑定を依頼しました。のちには、帝国大学教授榊俶・ベルツ・佐々木政吉にも診断を受けています。いずれの診断も今日言うところの統合失調症でした。

結局事件は、錦織側の全面敗訴で終結をみています。

ところで、この相馬事件に後藤新平が深く関わっていました。当時、彼は内務省衛生局にいましたが、精神病者に関する法制度の不備を知り、持ち前の義侠心も加わって錦織に全面的に加担したのです。そのため、彼は後に内務省衛生局長の職にありながら、誣告の罪に問われ六ヶ月余りも拘留されました。

明治十一年五月、警視庁は、瘋癲人を私宅に鎖錮しようとする者は、親族連署の上、区戸長の奥印を受け、医師の診断書を添えて願い出るべしという布告を出しました。

ところが二年後の明治十三年には、先の布告を改正して、区戸長の奥印を受けるに及ばずとし、医師の診断書を添える条件も削除してしまいました。要するに、親族からの願書だけで足りることにしたのです。

後藤新平は、かかる状態を憂え、警視庁に働きかけて、明治十七年、つぎのような布達を出させました。

「瘋癲人看護ノ為メ私宅ニ於イテ鎖錮セントスルモノハ、ソノ事由ヲ詳記シ、最近ノ親族二名以上連署ノ上、医師ノ診断書ヲ添ヘ、所轄警察署へ願出テ認可ヲ受ケ、解鎖ノ時ハソノ旨届出ヅベシ。モシコレニ違反シタルモノハ、違警罪ノ刑ニ処セラルベシ。」

わが国で最初の精神障碍者対策法である精神病者監護法が成立するのは、その後十五年以上も経てからのことです。

後藤新平が相馬事件に関与したのは、義侠心からというのがもっぱらでしたが、生前本人はそれを否定して「あれは裁判医学（今日の法医学）の立場から起ったのだ」ともらしていたといいます。

また和子夫人は、後藤新平が政界に転身して高名になった後年、「相馬事件がなかったら、後藤は今日までになっておりませんね」とよく近親者に語っておられたと言います。

（『仙台市医師会報』三四〇号、一九九二年）

十三、良寛のライフサイクル

良寛の清貧の生活を描写して、中野は、良寛がひとに愛されたのは、貧しい草庵暮しの乞食僧にもかかわらず、そのもっとも簡素な生活にあって、かえって常人のおよばぬ高雅でかぐわしい心の持ち主だったからであると述べています。

そして、生活を極限まで簡素化し、こころの豊かさをもとめた生き方こそ、今日の飽食の時代にあって、あらためて見直される必要のあることを説きました（中野孝次『清貧の思想』草思社）。

良寛の食生活は、「粥を啜て寒夜を消し、日を数へて陽春を遅《ま》つ」と詠まれているようにきわめて質素なものでした。しかもそのほとんどは托鉢に頼っていたのです。厳冬の草庵生活が、実にきびしいものであったろうことは想像にかたくありません。

しかしながら、良寛の食生活を詳しく分析した立川によれば、良寛の栄養量は当時の庶民の平均的水準か、あるいはむしろ上等の部類であったと言います。一口にいって江戸時代の民衆は慢性栄養失調状態であり、そこに飢饉や疫病がくり返されていたのです（立川昭二『江戸人の生と死』ちくま学芸文庫）。

歴史をふりかえるときに、その時代について深く知ることの必要を反省させられます。

＊　＊　＊

ところで、良寛の生涯についてみると、人生の節目節目に大きな転機が訪れていることに気づかされます。

人間の一生を、出発から終了までのひとつの過程として捉え、そこには季節の変化があるように、特徴的な節目と変化がみられるとする見方をライフサイクル論といいます。こうした考え方は、なにも最近のことではありません。

吾れ十有五にして学に志す、三十にして立つ、四十にして惑わず、五十にして天命を知る、六十にして耳順う、七十にして心の欲する所に従いて矩を踰えず（『論語』）という孔子の言葉はつとに有名です。これはライフサイクルにおけるひとつの理想を示したものと言うことができます。しかし、その年齢を体験してみると分かることですが、これは理想にすぎるといわねばなりません。

さて、良寛は、越後出雲崎の名主の子として生まれました。父は文芸を嗜み以南と号しました。じつは良寛の経歴については、ずいぶん不明のことが多く、はっきりしているのは死亡した年（天保二年）のみという極論すらあります。ここでは大方の見解に従います。

まず、十八歳のとき（安永四年）、突然家業を捨てて出家しました。父親が隠居し、名主見習い役についた直後のことでした。尾瀬の光照寺に入り、玄乗和尚のもとに投じました。

さらに四年後の二十二歳のとき、大忍国仙和尚にしたがって、玉島円通寺に赴き修行生活に入りました。成人への過渡期の出来事です。

出家の動機については諸説があります。代表的なものに、①ある日同友と料理屋へ行って大酒を呑み、百金を散じつくして帰途桑門に入った。②家督をついでまもなく、町内で盗賊の死刑を見た。③一度婦人を迎えたが離婚した。④漁民のいざこざに名主としての力量が発揮できなかった、の四説があります。

さらに「素願説」というのもあります。素願とは、平素からの願望という意味です。いくつかの事情があったにせよ、平素からつもりにつもった出家願望がこの年になって突然擡げ、光照寺へ走ったというのです（水上勉『良寛』中央公論社）。

たとえ「素願」であったとしても、昼行灯よばわりされていた名主の若旦那の心に出家の思いがどのように形成されたかを詮索しないわけにはいきません。

相馬は「良寛の出家は、外部から余儀なくされた消極的行動であるよりも、寧ろ内部から発した積極的要求に因由する自発的行動だった」と述べています。そして、その背景には父親との葛藤があったことを示唆してつぎのように言います。

「要するに、父以南の生活と、子良寛の生活と――この二者の関係は、良寛その人の生涯を考へるに当って、私達には何としても最も深大な意味を蔵する問題でなければならぬのである。」（相馬御風『大愚良寛』春陽堂）

「弥々」という恋する女がいたのに、名主名代ゆえに祝言をあげさせられ、それを嫌って出家したというのが矢代静一の脚色です（『良寛異聞』河出書房新社）。

＊　＊　＊

円通寺で十二年間の修行を積んだのち、諸国行脚を重ね、故郷に近い国上山の五合庵に住まいを定めたのは四〇歳（寛政九年）のことでした。この間に、父以南が京都の桂川に入水して果てるという悲しい出来事もありました。
生家は没落しかつての栄華をとどめていません。にもかかわらず、故郷に帰ってきたのは何故か。「暁」と題された詩があります。

二十年来郷里帰　二十年来郷里に帰る
旧友零落事多非　旧友零落事多く非なり
夢破上方金鐘暁　夢は破る上方金鐘の暁
空牀無影燈火微　空牀影なく燈火微かなり

本当のところは分かりません。しかし、人生の絶頂が過ぎんとするとき、ひとは限りなく望郷の思いに囚われはしないでしょうか。
五合庵に住するようになったことは、「実に彼の生涯を通じての最も重要な事件の一つであった。」「五合庵在住時代は、一個の人間としての良寛の円熟期であり徹底期であったと同時に、歌人としての良寛、詩人としての良寛及び書家としての良寛の修養期であり渾成期であった。」「言いかへれば良寛は人間が出来たと同時に、詩が出来、歌が出来、書が出来た、そしてその何れもに於て同時にかれはは不朽の生命を得た。」（相馬御風『同上』）
茂吉は良寛の歌を絶賛して「一流の芸術家である。西洋ではダヴィンチ、ミケルアンゼロ等と同じ様に滔々たるものである。恰もこの道を歩いている」とまで言い切っています（「良寛和尚の話」『斎藤茂吉全集　第二六巻』岩波書店）。

五合庵時代は、良寛の暮らし向きの不如意を別にすれば、まさに人生の正午であったのです。今日残る代表的な歌と詩と書は、この時代の作品です。挿話もたくさん伝えられていますが、「良寛は童心をもっていたからだと理解したら、何も理解していないとおなじことです。」「ひとの家に泊るにも、ひとの家から帰るにも、なんか白雲が悠々と浮んでいるとか、風が動くにまかせているとかいわなければおられないような、現実と観念の距離の遠さ、ちぐはぐさというべきでしょうか。そのことは良寛の本質であるかもしれないのです。そこに良寛の難解さがあるのではないでしょうか」と吉本は指摘しています（吉本隆明『良寛』春秋社）。

　何故に世をすてしぞとをりをりはこころに恥ぢよすみそめの袖

このように、たえず自己を問い返さざるをえないのが、人生半ばの過渡期の苦悩でもあります。

　かすみ立つ長き春日を子供らと手まりつきつつこの日くらしつ
　子供らと手まりつきつつこの里に遊ぶ春日くれずともよし

と歌いつつ、「無能飽酔太平春」と題する詩ではつぎのように詠んでいます。

日々日々又日々
閑伴児童送此身
袖裏毬子両三個
無能飽酔太平春

日々　日々　又日々
のどかに児童を伴って此の身を送る
袖裏の毬子　両三個
無能　飽酔す太平の春

良寛は世間に対して後ろめたいのです。子どもたちと遊ぶことの満足にいつわりがあるというのではありません。また五合庵での起居も里への托鉢も、なんの不調和もないのです。が、その満足と調和が無能によって購われていると知るところに、彼の後ろめたさの理由があったと上田は言います。

「良寛の無能の自覚は二重構造を持つ。かれは地方の名家橘屋の跡取息子としての責任を取ることが出来なかった。それが一つ。出家して備中玉島の円通寺に道を窮めるが、師法を継ぐことなく寺を捨てた。それが二つ。」（上田三四二『この世この生』新潮社）

＊　＊　＊

良寛にも、老いは容赦なく忍びよります。後ろ髪をひかれる思いで、山をおり乙子神社境内の一隅のささやかな庵に移り住んだのが六〇歳の時（文化十四年）でした。老年への過渡期です。

秋夜々正長　秋夜夜まさに長し
軽寒侵我茵　軽寒我がしとねを侵す
已近耳順歳　已に耳順の年に近し
誰憐幽独身　誰か憐れむ幽独の身
雨歇滴漸細　雨やんで滴りようやく細く
蟲啼聲愈頻　虫啼いて声いよいよ頻なり
覺言不能寝　覚めてここに寝ぬる能わず
側枕到清晨　枕をそばだてて清晨に到る

その後、心身の衰えは年一年と進行し、とうとう七〇歳になったとき、彼の尊崇者木村元右衛門の裏庭の離れに移ることになりました。そして、ここで貞心尼との運命的な出会いに恵まれます。良寛七〇歳、貞心尼二十九歳でした。

梓弓春になりなば草の庵をとくとひてましあひたきものを

「七〇の齢を過ぎた老禅師のこの感懐はみつみつしくゆらいでゐるところもおもしろく、この純粋な表現によって、抒情詩本来の面目を遺憾なく発揮することが出来た。」(「良寛和尚の歌」『斎藤茂吉全集　第二二巻』岩波書店)

二人のあいだで、美しい相聞の歌が多数交わされました。「良寛は貞心尼に会って、ますます優秀なる歌を作った。その歌は寒く乾ききったものでなく、恋人に対するやうな温い血のながれてゐるものである。人間は生の身であるから、いくら天然を愛したとて、天然は遠慮なく人間に迫って来る。そこにゐて心細くないなといふのは虚である。良寛は老境に達してから浄い女の貞心から看護を受けた。本当の意味の看護である。良寛にとっては、こよなき Gerokomik の一つであったであらう。世にも尊き因縁である」と茂吉も述べています（「良寛和尚雑記」『斎藤茂吉全集　第九巻』岩波書店）。

文字通り、晩年における魂の交流でした。瀬戸内寂聴は『手毬』（新潮社）という小説のなかで、良寛と貞心尼とのエロス的関係をゆたかに美しく表現しています。

老いと死の苦しみが、清らかなエロスによって救済されたとするならば、良寛の最晩年は幸福だったということになります。良寛もまた、老いとエロスという人間にとっての永遠の課題に逢着したのです。七十四歳にて示寂（天保二年）。

うらをみせおもてをみせて散るもみじ

辞世とされている歌は、誰かの歌を借りたまでのことです。

＊　＊　＊

以上、駆け足で追ってきましたが、良寛の一生には、成人への過渡期、人生半ばの過渡期、老人への過渡期のそれぞれの節目毎に大転機のあったことを知ることができます。さらに晩年のエロスをめぐる出来事も加えれば、良寛の生涯は、良寛一個の人生として興味が尽きないのはもとより、人間のライフサイクルを考える際に普遍的意味をもちえます。(漢詩訳は、大島花束、原田勘平訳註『良寛詩集』岩波文庫によった。一部現代仮名遣いに改めてある。)

(東北大学サイクリング部機関誌『銀輪』三三号、一九九四年)

あとがき

一九七一（昭和四十六）年に精神科医になって、四十五年の歳月が流れました。この間、おおよそ十年サイクルで職場を異動して現在にいたっております。東北大学病院精神科に十二年、仙台市デイケアセンターに十年、仙台市立病院神経精神科に十二年勤め、現在の東北福祉大学に移って十二年になりました。その間それぞれ四年弱は仙台市太白保健所および認知症介護研究・研修仙台センターも兼務しました。

社会に出てから今日まで仙台を離れたためしが一度もなく、まったく大海を知らない井の中の蛙で過ごしてまいりました。

その間、つねに念頭を去らなかったことは、精神に障害をもつ人びとが、仙台に暮らして良かったと感じていただける街にしたいという思いでした。

「我邦十何万ノ精神病者ハ実ニ此病ヲ受ケタルノ不幸ノ外ニ、此邦ニ生マレタルノ不幸ヲ重ヌルモノト云フベシ」

呉秀三の有名な言葉ですが、私は精神科医になって初めてこの言葉を知りました。仙台市デイケアセンターに奉職するようになってからずうっとこの言葉をかみ締めながら仕事をしておりました。ひとが病いに罹ることは避けがたいことだとしても、仙台に暮らすことによって二重の不幸をかさねてはいけないという思いです。

精神に障害をもつ人びとが地域で暮らしていけるためには、精神科救急医療体制の整備と社会復帰・社会参加のためのリハビリテーション施策の充実が欠かせません。社会復帰・社会参加のための施設は徐々に充実を見ておりますが、一方の精神科救急医療体制については残念ながら道半ばの感があります。

この間、新しい施設を立ち上げる機会に何度か恵まれ、仙台市デイケアセンター、三居沢共同作業所、仙台市立病院老人性痴呆疾患センター、東北福祉大学せんだんホスピタルの開設準備とオープンに立ち会うことができました。

四十五年のあいだに出会うことができた、たくさんの患者さん、一緒に仕事をする機会に恵まれたおおぜいの職員の方々に感謝をささげ、こころからのありがとうを申し上げたいと思います。

私人としては目下、林棲期から遊行期への過渡期におります。たくさんのしがらみから少しずつ解放されて、残りの人生を少しは自由に生きてみたいものだと念じています。

本書は、これまで折々にしたためた随想をひろい集めたものです。ご笑覧をいただきありがとうございました。

このたびも批評社のスタッフのみなさんにお世話になりました。記して感謝を申し上げます。

二〇一六年七月二五日　七〇歳の誕生日に

著者

著者略歴

浅野弘毅（あさの・ひろたけ）

1946年宮城県生まれ。東北大学医学部卒業。仙台市デイケアセンター所長、仙台市太白保健所長、仙台市立病院神経精神科部長兼老人性痴呆疾患センター室長、認知症介護研究・研修仙台センター副センター長などを経て、現在、東北福祉大学教授兼東北福祉大学せんだんホスピタル院長。日本精神神経学会理事、日本デイケア学会副理事長、日本社会精神医学会理事、宮城県精神医療審査会会長、仙台市精神保健福祉審議会会長などを歴任。『季刊精神医療』（編集＝「精神医療」編集委員会、発行批評社）編集委員。著書に『精神医療論争史——わが国における「社会復帰」論争批判』『統合失調症の快復——「癒しの場」から』『ゆらぐ記憶——認知症を理解する』（以上、批評社）、『声と妄想——臨床精神病理論文集成』（医学出版社）、『精神科デイケア学——治療の構造とケアの方法』（M.C.ミューズ）ほか。

こころの診療雑記
——精神科医の聴心記

2016年7月25日　初版第1刷発行

著　者……浅野弘毅

装　幀……臼井新太郎

発行所……批評社
〒113-0033　東京都文京区本郷1-28-36　鳳明ビル102A
電話……03-3813-6344　fax.……03-3813-8990
郵便振替……00180-2-84363
Eメール……book@hihyosya.co.jp
ホームページ……http://hihyosya.co.jp

組　版……字打屋
印刷所……㈱文昇堂＋東光印刷
製本所……㈱越後堂製本

乱丁本・落丁本は小社宛お送り下さい。送料小社負担にて、至急お取り替えいたします。

ISBN978-4-8265-0649-6　C0047